ナースの 困った に答える

高齢者の看護ケア
よくみる疾患 よく出合う問題

監修：東京都健康長寿医療センター 看護部

監修・編集・執筆者一覧 [敬称略]

監修
東京都健康長寿医療センター看護部

編集
黒坂 眞理子	東京都健康長寿医療センター看護部長
柴田 薫	東京都健康長寿医療センター看護部 副看護部長

執筆 [執筆項目順]
黒坂 眞理子	前掲
黒岩 厚二郎	東京都健康長寿医療センター副院長／外科
飯野 君江	東京都健康長寿医療センター看護部 がん看護専門看護師
松岡 浩司	東京都健康長寿医療センター脳神経外科部長
石井 沙織	東京都健康長寿医療センター看護部 脳外科病棟看護師
原田 和昌	東京都健康長寿医療センター副院長／循環器内科
鉄谷 祥子	東京都健康長寿医療センター看護部 慢性心不全看護認定看護師
荒木 厚	東京都健康長寿医療センター内科総括部長／糖尿病・代謝・内分泌内科
鹿島田 美奈子	東京都健康長寿医療センター看護部 糖尿病看護認定看護師
古田 光	東京都健康長寿医療センター精神科部長
木村 陽子	東京都健康長寿医療センター看護部 認知症看護認定看護師
山本 寛	東京都健康長寿医療センター呼吸器内科部長
西川 つぐみ	東京都健康長寿医療センター看護部 外科病棟看護次席
岩淵 あかね	東京都健康長寿医療センター看護部 脳卒中科・神経内科病棟看護師
古井 奈美	東京都健康長寿医療センター看護部 緩和ケア認定看護師
町田 あかね	東京都健康長寿医療センター看護部 整形外科病棟看護次席
藤﨑 寿美恵	東京都健康長寿医療センター看護部 外科病棟看護師
島崎 良知	東京都健康長寿医療センター看護部 薬剤科 主任技術員
白取 絹恵	東京都健康長寿医療センター看護部 認知症看護認定看護師
野島 陽子	東京都健康長寿医療センター看護部 皮膚・排泄ケア認定看護師
亀井 めぐみ	東京都健康長寿医療センター看護部 皮膚・排泄ケア認定看護師
前田 孝子	東京都健康長寿医療センター看護部 セーフティマネジャー
加納 江利子	東京都健康長寿医療センター看護部 感染管理認定看護師
覚知 現	東京都健康長寿医療センター看護部 在宅医療・福祉相談室 退院調整看護師

編集担当●藤田栄香，本間明子，早川恵里奈
カバー・表紙デザイン●野村里香
本文デザイン・DTP●サンビジネス
カバー・表紙・本文イラスト●長崎 揮

●本書は，『月刊ナーシング』2014年8月号(通巻446号，vol.34 No.9) p.10-39 特集「現場の"困った"を一挙解決！ 高齢者ケアの実践アプローチ」を大幅に加筆，再編集したものです．

CONTENTS

ナースの困ったに答える
高齢者の看護ケア
よくみる疾患 よく出合う問題

序章

高齢者を取り巻く現状と疾患 ……………………… 黒坂眞理子 6

第1章・高齢者の疾病管理

❶》がん
1. 高齢がん患者の特徴 ……………………………… 黒岩厚二郎 12
2. 高齢がん患者に特有の問題 ……………………… 黒岩厚二郎 16
3. 高齢がん患者のケア ……………………………… 飯野君江 19

❷》脳血管疾患
1. 高齢脳血管疾患患者の特徴 ……………………… 松岡浩司 23
2. 高齢脳血管疾患患者に特有の問題 ……………… 松岡浩司 27
3. 高齢脳血管疾患患者のケア ……………………… 石井沙織 29

❸》心疾患
1. 高齢心疾患患者の特徴 …………………………… 原田和昌 32
2. 高齢心疾患患者に特有の問題 …………………… 原田和昌 37
3. 高齢心疾患患者のケア …………………………… 鉄谷祥子 38

❹》糖尿病
1. 高齢糖尿病患者の特徴 …………………………… 荒木厚 40
2. 高齢糖尿病患者に特有の問題 …………………… 荒木厚 44
3. 高齢糖尿病患者のケア …………………………… 鹿島田美奈子 47

❺》精神疾患
1. 高齢精神疾患患者の特徴 ………………………… 古田光 54
2. 高齢精神疾患患者に特有の問題 ………………… 古田光 57
3. 高齢精神疾患患者のケア ………………………… 木村陽子 59

❻》呼吸器疾患
1. 高齢呼吸器疾患患者の特徴 ……………………… 山本寛 64
2. 高齢呼吸器疾患患者に特有の問題 ……………… 山本寛 68
3. 高齢呼吸器疾患患者のケア ……………………… 西川つぐみ 71

第2章・よく出合う問題と対応

≫症状が出にくい

心不全の増悪に気がつきにくい ………………………… 鉄谷祥子　76
慢性硬膜下血腫に気がつきにくい ……………………… 石井沙織　77
肺炎になっても症状が著明でなく気がつきにくい ……… 岩淵あかね　79
認知症や，認知力が低下している患者の ……………… 古井奈美　80
疼痛レベルが把握しにくい
骨折したことに気がつきにくい …………………………… 町田あかね　82
脱水や熱中症の症状に気がつきにくい ………………… 藤﨑寿美恵　84
食前の血糖値が低いのに低血糖症状が出ない ………… 鹿島田美奈子　86

≫複数の疾患を持っている

併せ持つ疾患が多種多様でどの疾患の症状なのか ……… 鉄谷祥子　87
わからない　その1　意識レベル低下
併せ持つ疾患が多種多様でどの疾患の症状なのか ……… 鉄谷祥子　88
わからない　その2　息苦しさ
多剤を併用しているので，出ている症状が ……………… 島崎良知　90
どの薬の副作用かわからない

≫不穏/認知症がある

認知症なのか，加齢・せん妄・うつ病なのか判断しにくい … 白取絹恵　92
不穏のある高齢者を拘束せずケアすることがむずかしい … 木村陽子　95
認知症患者とのコミュニケーションがむずかしい ………… 白取絹恵　99

≫かかりやすい症状/現象がある

頻尿で，少量しか排泄しない ……………………………… 野島陽子　101
皮膚の乾燥により掻き傷をつくりやすい ………………… 亀井めぐみ　103
　　　　　　　　　　　　　　　　　　　　　　　　　　野島陽子
転倒しやすく予防と対応がむずかしい …………………… 前田孝子　105
下痢の患者がいると，周囲にも同様の下痢が発生しやすい … 加納江利子　108

≫高齢者特有の倫理問題がある

安全のための身体抑制にジレンマを感じる ……………… 前田孝子　110
DNARの指示がある患者に対する治療方針に ………… 古井奈美　112
ジレンマを感じる
退院支援がなかなかうまくいかない ……………………… 覚知現　114

さくいん ……………………………………………………………… 116

序章

高齢者を取り巻く現状と疾患

序章 高齢者を取り巻く現状と疾患

高齢者を取り巻く医療・看護の現状

▶ 医療機関の多くは後期高齢者で占められる

　わが国の平均寿命は，2013年には男性80.21歳，女性86.61歳となり，他国が体験したことのないスピードで高齢化が進んでいます．2014年には総人口に占める65歳以上の人口割合（高齢化率）が26.0％で過去最高となっています．

　しかし，日常生活に支障がない期間である健康寿命は男性71.19歳，女性74.21歳と平均寿命との差（不健康な期間）は男女いずれも約10年前後の差があります．伸び続ける高齢者の医療や介護の費用を抑えるためには，"健康寿命"を伸ばすことが重要であり，生活習慣病の予防などに重点的に取り組む必要があります．

　なかでも75歳以上の後期高齢者の半数は多くの疾患を有し30％は要介護状態にあることから，医療機関の多くは後期高齢者で占められることになります．

▶ 継続的で質の高い医療・看護が求められている

　急性期医療機関では入院早期から退院困難な患者に対して院内の多職種と協働し，地域の関連機関や訪問看護ステーションなどと連携を図り，医療依存度が高い状態で転院もしくは在宅医療へ移行しても，継続的に質の高い医療・看護が提供できるように支援していくことが求められています．しかし，複雑で多様な医療・介護ニーズを持つ患者・家族に対して短期間で安心して満足のいく退院へと支援するためにさまざまな問題に対応しなくてはなりません．地域においては全人的ケアが重視される在宅医療がいっそう推進されることにより，専門性の高い訪問看護へのニーズが拡大されることになります．

　2012年厚生労働省の調査で65歳以上の高齢者のうち認知症有病者数は推計15％で，当該年度人口に当てはめると約462万人，さらに認知症になる可能性がある軽度認知障害（MCI）の高齢者も含めると800万人を超えるといわれています．医療・介護双方のニーズが増加することは間違いないでしょう．

▶ 「病院完結型」から「地域完結型医療」へ

　今後の国の方針として2025年をめどに，「重度な要介護状態となっても住み慣れた地域で自分らしい暮らしを人生の最後まで続けることができるよう，住まい・医療・介護・生活支援が一体的に提供

される地域包括ケアシステムの構築」の実現を目指しています．

　高齢者となってからの人生は長く，その長い高齢期をどのように過ごすのかは，個人にとっても社会にとってもきわめて大きな課題になります．

　地域に暮らす高齢者で問題となるのは，後期高齢者であることから身体的な障害があり認知症があること，世帯が独居または老夫婦世帯であることから多方面なサポートが必要となります．また，家族構成や社会・経済情勢の変化などにより，高齢者を支える家族の力が減少していることも指摘されています．

　住み慣れた地域の中で安心して在宅医療を継続できるよう医療・看護・介護でシステムを構築し，病院や施設だけに依存せず，病院完結型から，個人の生活に密着した形で生から死まで地域全体で支えていく"地域完結型医療"へと変わっていくことが求められています．

高齢者医療・看護の最新の動向

▶ 社会保障費抑制のためにも介護予防が重要課題

　高齢化に伴う問題として要介護状態にある高齢者が増加し，介護保険や医療保険の費用が莫大な金額になると推定され，社会保障費抑制のためにも介護予防が重要課題となっています．そこで現在フレイル（Frailty）が注目されてきています（**図1**）．今後人口増加が見込まれる後期高齢者の多くの場合，フレイルという中間的な段階を経て，徐々に要介護状態に陥ると考えられています．2014年5月，日

図1　フレイルの概念図

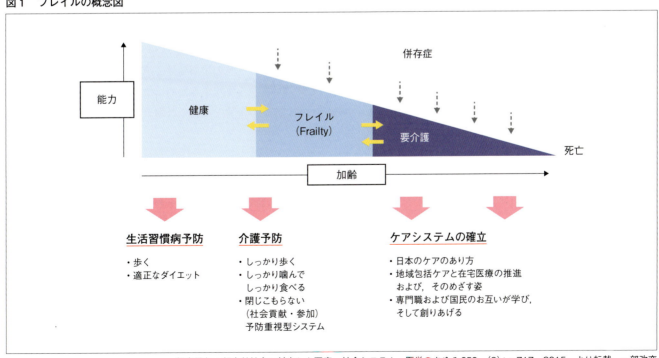

飯島勝矢：超高齢社会に対応した医療・社会システム．医学のあゆみ253，（9）：p.717，2015．より転載，一部改変

本老年医学会では「フレイルとは，高齢期に生理的予備能が低下することでストレスに対する脆弱性が亢進し，生活機能障害，要介護状態，死亡などの転帰に陥りやすい状態」と定義しています．筋力の低下や歩行速度の低下などの身体的問題，栄養状態，認知機能障害やうつなどの精神・心理的問題，独居や経済的困窮などの社会的問題を含む概念といわれています．

▶ フレイルの予防とケアが重要

　フレイルを放置すると，転倒の増加や要介護状態の進展，死亡につながります．しかし，運動や栄養の介入によって要介護状態になることを予防するだけでなく健康な状態に戻ることが重要な点です．高齢者の生活で大切なことは病気を防ぐことだけでなく，要介護にならず自立した生活を送ることです．すなわち，寝たきりにならずに生き生きと暮らす"健康寿命"を延ばすことが重要なのです．

　高齢者の医療・看護に携わる専門職としてフレイルの概念を理解したうえで，多職種と連携し予防・ケアしていくことが重要です．

高齢者における多い疾患とその特徴と看護

　高齢者によくみられる疾患は，悪性腫瘍，心不全，脳血管障害（脳梗塞），肺炎，骨粗鬆症，糖尿病，認知症などが挙げられます．高齢者の疾患には若年者と異なる特徴（表1,2）があり，疾患の完全な治癒が望めないことが多く，高齢者医療に携わる医療スタッフはこれらの特徴をよく理解したうえで治療や看護にあたることが重要です．高齢者の疾患ではQOLが低下しやすく，そのことがさらに症状改善を阻害するという循環に陥りやすいため，高齢者を全人的にとらえ，その人らしさを大切に，医療・看護と生活の両面から支援することが重要となります．

　高齢者看護のポイントとして，自覚症状が少なく，疾患特有の症状が出現しにくいため発見が遅れ急変・重症化しやすいため，疾患の特徴と高齢者の個別性を理解し異常の早期発見と予測・予防の看護が挙げられます．そして，患者・家族とともにより質の高い医療を実現するためには，多職種と協働でチーム医療を推進していき，その中でも看護師の役割はキーパーソンとして医師そのほかの医療スタッフから寄せられる期待は大きいのです．

（黒坂眞理子）

表1　高齢者における疾患の特徴
- 症状・経過が非定型的である
- 複数の疾患を持つ
- 合併症や廃用症候群を起こしやすい
- 回復に時間を要し，慢性的に経過する
- 病状が急変しやすい
- 脱水や電解質異常を起こしやすい
- 意識障害やせん妄を起こしやすい
- 薬物の副作用が出やすい

表2　老年症候群（高齢者にみられる諸症状）
- うつ
- せん妄
- 認知機能障害
- 視力障害
- 難聴
- 嚥下障害
- 関節・体の痛み
- 歩行障害・転倒
- 圧迫骨折
- 頻尿・失禁
- 便秘
- 低栄養　など

Column
「地域包括ケアシステム構築に向けて地域連携の強化」

　高齢者人口の増加は，複数の疾患や機能障害がありながら暮らす高齢者が今後ますます増加することを意味します．これまでも，医療資源の適切な利用を促進するために，在院日数の短縮・在宅ケアの推進に向けた取り組みが行われてきました．

　医療機関は疾患の検査・治療を行うための場であり，それを終えたら退院し生活の場に戻っていくものです．患者は，病気や障害のある人以前に，生活者であり，家族や職場など，地域の中での役割を持っています．病院の医療者・看護職は，入院時に患者のこれまでの暮らしを十分把握し，目標および退院後の暮らしについて患者・家族と話し合い意思決定支援と方向性を共有します．さらに，地域でこれまで患者・家族を支えてきた医療者や訪問看護などケア提供者と情報を共有し，円滑な療養場所の移行に向けたチームを作ることも重要になります．

　近年，急性期医療機関では，在院日数の短縮に向けて入院早期から退院支援に取り組むことが定着してきています．そこで，外来通院している患者に対して"できる限り自立・自律"を援助し，患者自ら健康管理を行うことで慢性疾患の急性増悪の回避や介護予防により「生活の質」を維持できるよう支援することが大切となります．外来・入院・在宅へと在宅療養に移行するために，患者・家族を中心として院内外の多職種と連携，調整し包括的支援を迅速かつ適切に行うことが「地域包括ケアシステム構築」を推進するうえで重要です．

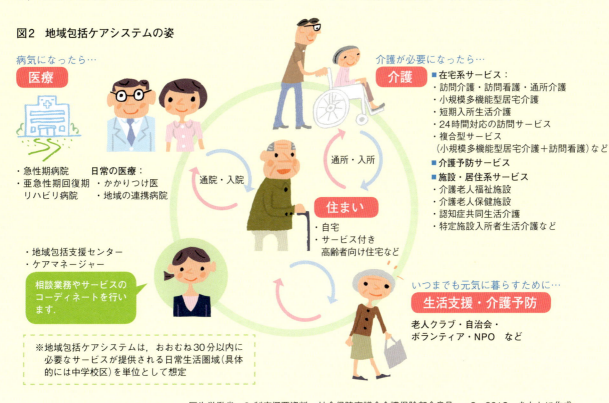

図2　地域包括ケアシステムの姿

厚生労働省：3.制度概要資料．社会保障審議会介護保険部会意見，p.2, 2013. をもとに作成
http://www.mhlw.go.jp/file/05-Shingikai-12601000-Seisakutoukatsukan-Sanjikanshitsu_Shakaihoshoutantou/0000033021.pdf

第1章

高齢者の疾病管理

- ❶» がん ………………… p.12
- ❷» 脳血管疾患 …… p.23
- ❸» 心疾患 ………… p.32
- ❹» 糖尿病 ………… p.40
- ❺» 精神疾患 ……… p.54
- ❻» 呼吸器疾患 … p.64

第1章・高齢者の疾病管理

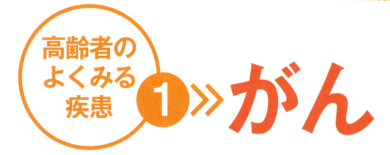

高齢者のよくみる疾患 1 » がん

おさえておきたい POINT

1. 高齢がん患者の特徴
- 高齢がん患者の特徴として，進行した状態で発見されることが多い，多発・重複がんが多い，全身状態の個人差が非常に大きい，などが挙げられます．

2. 高齢がん患者に特有な問題
- 高齢がん患者に特有の問題として，一概に標準治療どおりにはいかない治療方針の選定，ADLの低下，術後に多くみられる呼吸器系合併症やせん妄，退院後の生活支援，などが挙げられます．

3. 高齢がん患者のケア
- 高齢がん患者のケアとして，入院時から療養環境のアセスメントを継続的に行い，また情報収集の際も理解度の確認をていねいに行う，せん妄の早期発見に努めるなど，その人らしい生活を維持できるかかわりを行っていきます．

1. 高齢がん患者の特徴

　わが国では年々人口構成の高齢化が進み，総人口に占める65歳以上の高齢者の割合が25％を超え，本格的な超高齢社会を迎えています．また，加齢に伴いさまざまな臓器で悪性疾患の発現頻度は増加します．このため，がんによる死亡は男性では45～89歳まで，女性では35～84歳まで死因の1位を占め，がんの治療は高齢者医療でも大きな比重を占めています（図1）[1]．

　がんの罹患率をみると，肺がん，胃がん，大腸がんは男女ともに高齢になるに伴い著明に増加し，そのほか男性では前立腺がん，女性では膵，胆道系のがんも著しく増加します（図2）[2]．65歳以上のがんによる死亡者数は，男性は肺がん，胃がん，大腸がん，女性では大腸がん，肺がん，胃がんの順に多くなっています[3]．

図1 性・年齢別にみた主な死因の構成割合（平成25年）

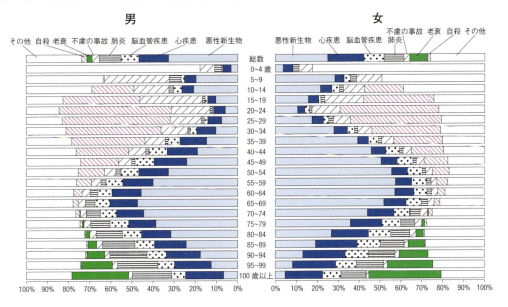

厚生労働省：平成25年人口動態統計月報年計（概数）の概況.
http://www.mhlw.go.jp/toukei/saikin/hw/jinkou/geppo/nengai13/index.html より引用

図2 年齢階級別がん罹患率（2011年）

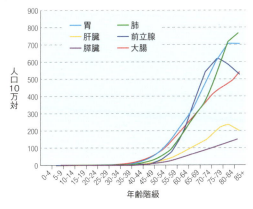
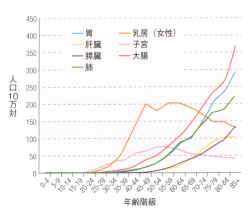

国立がん研究センター：がん情報サービス．2011．
http://gbd.ganjoho.jp/graph_db/index をもとに作成

臨床的な高齢者のがんの特徴

1 進行した状態で発見されることが多い

　しばしば，がんが進行した状態で発見されます．高齢者では自覚症状の訴えが不明瞭なことがあり，また併存疾患による症状と区別がむずかしいこともあるため，がんの診断が遅れる場合があります．
　検診受診も消極的であり，がんがかなり進行した状態で初めて診断されることも多く，このため救

急で処置や手術を要することも少なくありません．

2 多発がん・重複がんが多い

多発がん・重複がんがしばしば認められます．剖検例の報告では，高齢になるに従ってその頻度は上昇します．1つのがんを診断したときには，常に多発がんや他臓器のがんにも注意を払う必要があります．

3 一概に「進行が遅い」とはいえない

「高齢者のがんは進行が遅い」という言い方は誤解を招きやすく，注意が必要です．高齢者のがんでは一般的に高分化型がんの割合が増加しますが，低分化型がんもふつうにみられます．

高分化型がんの一部には，非常に進行の遅いがんがあることが指摘されています．たとえば前立腺がんでは，死後の解剖により初めて診断されるラテントがん（latent cancer）が高率に認められ，80歳以上では50％に認められるとの報告もあります[4]．このがんの場合には，高分化型で成長がゆっくりであるため，無治療であっても余命への影響が少ないとされています[5]．

しかし高齢者でも低分化型がんでは進行が早く，遅い・早いはがんの生物学的性状のためで，患者の年齢による影響ではありません．また，高齢者のがんは予後がよいとの明確な根拠はありません．

4 全身状態の個人差が大きい

加齢に伴う臓器機能の低下に加えて，生活習慣病，慢性疾患などの併存症のため，臓器機能の個人差は大きくなります．さらに運動機能障害，認知機能低下，低栄養などいわゆる老年症候群が複合的に認められ，全身状態は良好な状態から不良まで，非常に幅広いです．

5 慢性疾患の悪化にも注意

治療に際して合併症や副作用が生じると，ADL/QOL低下を起こしやすく，回復が遷延します．すでに慢性疾患のため何種類もの薬を服用していることも多く，検査・治療に際しての休薬や治療薬との相互作用により，慢性疾患の悪化がないよう注意を要します．

6 病理学的特徴—胃がん・大腸がん・肺がん

病理学的にも，高齢者のがんは若年者のがんとの相違が認められます．ここでは，とくに頻度の高い胃がん，大腸がん，肺がんの特徴について述べます．

1）高齢者胃がんの特徴
・肉眼的分類では，早期がんではⅠ型，Ⅱa型など隆起型がんが増加し，陥凹型（Ⅱc）は相対的に減少します．また進行がんにおいては2型，3型が中心となり，4型は若年者と比較すると少数です．
・組織学的には，早期がん，進行がんともに分化型がんの割合が上昇します．とくに早期がんにおいては分化型がんの比率は高く，後期高齢者では9割近くが分化型です．進行がんでは約半数が分化型です．
・多発がんの頻度も8〜20％との報告がみられ，年齢とともに頻度が増加します．

・高齢者胃がんに特徴的な症状は見あたりませんが，食思不振，上腹部不快感などはしばしば生じます．ピロリ菌感染によって起こる慢性萎縮性胃炎では，分化型がんの発生頻度が高く，早期に発見されれば内視鏡的治療の対象となることもあります．

2) 高齢者大腸がんの特徴

・臨床的に進行した状態で診断されることが多く，貧血，出血，便通異常などの症状で受診します．腹痛やイレウスもしばしば認められる症状です．
・加齢に伴い，右側結腸がんの頻度が上昇します．とくに高齢女性は男性より右側結腸の比率が高い傾向にあります．
・多発がんが9％程度でみられます．また他臓器がん合併の頻度が高く，胃がん，肺がん，血液・リンパ系の悪性疾患などに注意が必要です．

3) 高齢者肺がんの特徴

・喫煙との因果関係が深く，肺気腫などの慢性肺疾患を基礎に持つことも多いです．
・がんの組織型，生物学的性状により，悪性度に差があります．
・組織学的にはとくに腺がんが増加傾向にありますが，高齢者では扁平上皮がん，小細胞がんの頻度がやや高くなっています．

*

　高齢者のがんでは臓器によるがんの特徴をよく理解するとともに，全身状態の評価・把握がとくに重要です．

(黒岩厚二郎)

2. 高齢がん患者に特有の問題

　一般にがんの治療においては，がんの広がりと組織学的・生物学的特性を正しく診断し，その進行度に見合った治療を検討します．

　しかし高齢者では加齢と併存疾患による臓器機能の低下，神経，運動器疾患による運動能力低下，認知機能低下など全身状態の低下がみられることも多く，治療の侵襲が大きいと，今まで可能であった日常の生活が困難になることがあります．また超高齢になると，苦痛を伴う検査，手術などは望まず，本人や家族の希望ががんの根治ではないこともあります．

　したがって全身状態の低下がある高齢者の治療方針を決める際には，がんに対する治療効果のみでなく，がんの治療によりQOLの維持，向上が可能かを考慮する必要があります．そのためには，患者本人の意思，価値観を確認し，それに沿って家族なども交えて方針を決めていくことが重要です．参考までに，図3にNCCN（米国総合がんセンターネットワーク）の「高齢がん患者への対応ガイドライン」[7]を示します．

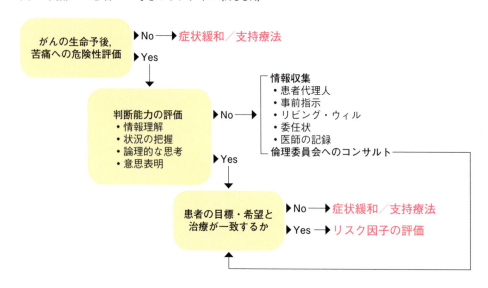

図3　高齢がん患者への対応ガイドライン（NCCN）

Hurria A, et al.: Senior adult oncology, version2. 2014: clinical practice guidelines in oncology. J Natl Compr Canc Netw, 12(1): 82-126, 2014. をもとに作成

NCCN：National Comprehensive Cancer Network，米国総合がんセンターネットワーク

表1　Performance Status (PS) の定義

Score	定義
0	全く問題なく活動できる． 発病前と同じ日常生活が制限なく行える．
1	肉体的に激しい活動は制限されるが，歩行可能で軽作業や座っての作業は行うことができる． 例：軽い家事，事務作業
2	歩行可能で自分の身の回りのことはすべて可能だが作業はできない． 日中の50％以上はベッド外で過ごす．
3	限られた自分の身の回りのことしかできない． 日中の50％以上をベッドか椅子で過ごす．
4	全く動けない．自分の身の回りのことは全くできない． 完全にベッドか椅子で過ごす．

Common Toxicity Critertia.Version2 Publish Date April30,1999.
http://www.jcog.jp/ より引用

高齢がん患者特有の問題と解決策

1 がんの治療方針

1) 標準的治療＋個々の全身状態に応じた治療

　がんの治療には手術的治療，化学療法，放射線治療などがあり，これらが単独ないし組み合わされて行われます．

　一般的に固形がんの治療においては，切除可能であれば外科的切除が第1選択となります．治療方針については，臓器ごとにがんの進行度と治療効果を主眼に置いて，エビデンスに基づいた「がんの標準的治療」が検討され，それぞれガイドラインとして示されています．

　しかし，高齢者の治療について明確に述べたガイドラインはほとんどみられません．これはそもそも高齢者を対象とした前向き研究が乏しく，また後ろ向き研究においても，治療法選択の基準などを明確にした研究はほとんどなく，高齢者に適したがん治療のエビデンスが乏しいためです．

　そこで高齢者のがんの治療にあたっては，標準的治療を基本に置いて，個々の症例で病状と治療効果，全身状態を勘案して治療方針を決めていくことになりますが，高齢者では先述のように全身状態の個人差が非常に大きいということがあります．

2) 全身状態評価の指標

　全身状態を評価する簡便な指標の1つとして，Eastern Cooperative Oncology GroupによるPerformance Status (PS) が以前より用いられています（表1）[8]．

　最近ではこの評価に老年医学的総合機能評価 (CGA) が用いられ，有効性が示されています．CGAは日常の生活機能を多面的に評価する方法であり，日常生活動作，認知機能・うつ状態・QOLを含む精神

CGA：comprehensive geriatric assessment，老年医学的総合機能評価

表2 老年医学的総合機能評価

1. 日常生活動作（activities of daily living：ADL）
    BADL（基本的ADL，basic ADL）：移動，排泄，摂食，更衣，整容，入浴，階段昇降など
    IADL（手段的ADL，instrumental ADL）：外出，買い物，家計，服薬管理，電話，料理など
2. 精神心理的機能
    認知機能：ミニメンタルテスト（Mini-Mental State Examination：MMSE），長谷川式簡易知能評価スケール改訂版（HDS-R）
    うつ状態：老年者うつスケール（geriatric depression scale：GDS）
    その他：意欲，QOLなど
3. 社会経済因子
    介護者（有無，年齢，精神・身体機能，日中の仕事の有無など），世帯構成，家計，住居，家族，キーパーソン，行政との関係（生活保護，行政サービスの利用状況など）など
4. 介護保険利用状況
    要介護度，ケアマネージャー，利用サービス，利用施設など
5. その他
    栄養状態，服薬状況，視聴力などのコミュニケーション能力，嚥下機能，口腔ケアなど

井藤英喜：患者へのアプローチ．新老年学，第3版（大内尉義ほか編），p.407，東京大学出版会，2010．より転載

心理的機能，社会的・経済的な問題などを総合的に，かつ多職種がかかわって評価するものです（**表2**）[9]．
　この評価は，治療による予後の改善やリスク，必要とするケアなどを検討するうえで有用ですが，治療方針の判断基準としてはいまだ十分に対応できない面もあり，さらなる研究が進められています[10]．

2 ADLの維持

　がんの治療に際しては，一時的に身体負荷がかかることは避けられず，とくに外科的治療では侵襲が大きいため一過性にADLは低下します．
　ふつうに自立した生活が可能で，特別な臓器障害や認知機能低下がなければ，高齢者であってもほぼ手術は可能であり，いったん低下したADLは時間の経過とともに徐々に回復，維持されます．
　しかし過大な侵襲や術後合併症が起きると，さらにADLは低下し，回復には長い時間を要します．このため全身状態が低下している高齢者では，できるだけ低侵襲な手術を心がけるとともに，術後早期からの離床，リハビリテーションなど，積極的な介入が必要です．

3 周術期管理の問題

　高齢者の術後には呼吸器系合併症が多いことが指摘されています．呼吸機能低下に伴う喀痰排出力低下，術後疼痛などがリスクとなるため，適切な予防・管理が必要です．
　最近では不顕性誤嚥による肺炎予防のため，術前からの口腔ケアが注目されています．また，術後のせん妄は年齢とともにその発症頻度は増加します．いったん重度のせん妄が発症すると治療・看護に支障をきたし，正常な回復過程を妨げるばかりでなく，予期せぬ合併症の原因にもなります．せん妄の予防と早期の対応が重要です．

4 退院後の問題

　高齢者では術後合併症の頻度が高く，入院の長期化や廃用症候群なども起こりやすくなっています．場合によっては回復期病院，施設への転院が必要となり，退院後も継続的に介護，リハビリテーションを必要とします．

　術後の介護力の有無や社会環境は，その後の生活状況，QOLに大きく関係します．術前評価の段階で問題点を把握し，あらかじめ退院後の生活について本人，家族にも説明し，合意を得ておくことが大切です．また必要時には施設での回復訓練や，在宅医療，介護・福祉などと緊密に連携をとる必要があります．

＊

　高齢者のがん治療においては，全身状態が良好であれば若年者と同等な治療が可能であることも多いです．しかし複数の併存疾患，機能の低下を持つ場合には，QOLの維持，向上を常に考慮して，十分な評価と慎重な判断が求められます．

（黒岩厚二郎）

p12〜19の引用・参考文献
1) 厚生労働省：平成25年人口動態統計月報年計（概数）の概況．
   http://www.mhlw.go.jp/toukei/saikin/hw/jinkou/geppo/nengai13/index.html
2) 国立がん研究センター：がん情報サービス．2011．
   http://gbd.ganjoho.jp/graph_db/index
3) 厚生労働統計協会：統計表第8表　死亡率，死因・性・階級別．国民衛生の動向 2015-2016，62(9)：398-400，2015．
4) 三木恒治ほか：前立腺癌の自然史．日本臨床，65(増刊号10)：177-181，2007．
5) 三浦猛：高齢者前立腺がんの特徴と対応．予防医学，56：71-77，2014．
6) 吉見逸郎ほか：高齢化する肺がん，急増する腺がん．癌の臨床，49(10)：989-996，2003．
7) Hurria A, et al.: Senior adult oncology, version2.2014: clinical practice guidelines in oncology. J Natl Compr Canc Netw, 12(1)：82-126，2014．
8) Common Toxicity Critertia.Version2 Publish Date April30,1999．
   http://www.jcog.jp/（2016年4月1日検索）
9) 井藤英喜：患者へのアプローチ．新老年学，第3版（大内尉義ほか編），p.401-408，東京大学出版会，2010．
10) Puts MT, et al.: Use of geriatric assessment for older adults in the oncology setting: a systematic review. J Natl Cancer Inst, 104(15)：1133-1163，2012．

3. 高齢がん患者のケア

　日本老年医学会の立場表明にもあるように，「高齢者には，年齢や要介護状態，認知機能に左右されず，本人にとって最善の医療を受ける権利がある」[1]とされています．一方で，がん看護において高齢であるがゆえに生じる問題もあります．

　高齢者だからこそ，がんに罹患してもQOLを保ち，その人らしい生活を支えるがん看護が重要です．ここでは，身体的ケアと精神的ケアに分けて述べます．

表3 高齢者の問題

1)	**自立性の維持** maintaining independence 最も大きな問題であり，多くの患者は自分のことを自分でしたいと望んでいるが，がん治療はしばしばその自立性を損なう．世話をしてくれる家族や友人が家の近くにいる場合はまだしも，1人暮らしで支持者がいない場合は自立性の維持が困難なことがある．
2)	**社会からの疎外感** feeling of social isolation 入院により家族や友人と離れ，生活環境が変化し，疎外感のためうつ状態や不安感を生じ，治療の妨げになる．
3)	**精神的問題** spiritual concerns 精神的，宗教的な問題が若い人よりも治療にあたって影響することが多い．
4)	**経済的な問題** financial limitations 本人の退職，生計を維持していた家族の死亡で経済的な問題が生じる．
5)	**身体の制限** physical limitation 生理的な活動性の低下や併存疾患で身体的な制限がある．
6)	**移動** transportation 公共交通機関による通院が困難な場合が生ずる．

鈴宮淳司：高齢者の癌の臨床的特徴．老年腫瘍学，p.22，文光堂，2008．より転載

高齢者の身体的ケア

臨床において高齢者に生じやすい問題として，**表3**が挙げられます[2]．

高齢者は脆弱性が高く，併存疾患の存在が治療に影響を与えます．また，治療の過程で身体機能と認知機能が低下し，今まで通りの生活が持続できなくなります．少子高齢化により家族でケアを行っていくことが困難になる場合も多いです．

1 診断時から継続的なアセスメントを行う

高齢者の特徴として，いったんADLが低下すると元のレベルまでの回復が困難になります．がんに限らず，高齢者は一般に入院をきっかけに歩行困難になると自宅療養継続がむずかしくなり，療養場所の選択を迫られるといったことにつながります．

当院では入院時に高齢者総合機能評価[3]を行い，自宅での様子を聞き取り療養環境のアセスメントをしています．患者・家族の希望を聞き，今後の療養先をどうするかの意思決定支援が必要になります．高齢者であってもがんの場合，非がん疾患と比較して病状が進行するまでADLが保たれている[4]ため，患者も家族も「まだ大丈夫」と思っているうちに療養場所の選定と準備が遅れることがあります．

「どう過ごしたいか」の情報収集は診断時より継続して行い，「今後起こりうること」を適切な時期に患者・家族に説明していきます．とくに在宅療養を希望する場合は，地域と連携し，介護保険や福祉サービスの導入をスムーズに行う必要があります．

2 多職種の連携が不可欠

高齢者の療養環境を良好に保つためには多職種と連携し，チームで治療中の患者の生活を支える必

図4 多職種と連携しチームで患者の生活を支える

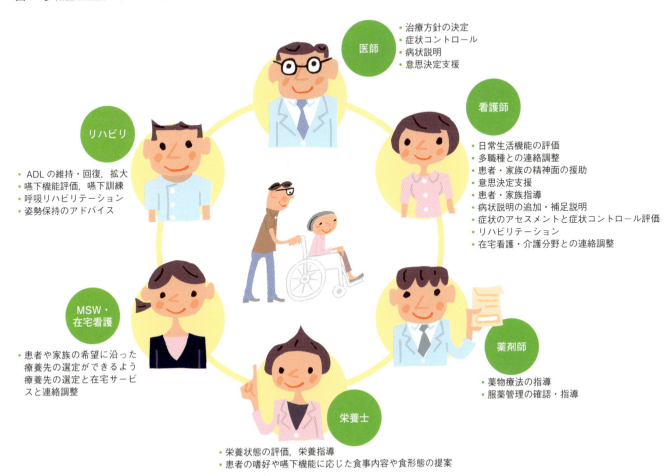

要があります（図4）．患者・家族の療養生活を支えるためにチーム医療は不可欠であり，お互いの情報交換が欠かせません．当院では病棟ごとに定期的に多職種カンファレンスを行っています．

高齢者の精神的ケア

1 理解度の確認をていねいに行う

高齢者は難聴などにより，説明を理解していなくても何となく返事をしてしまい，治療の内容や副作用，合併症の理解が不十分なまま入院加療が開始されてしまうことがあります．症状の早期発見の遅れにつながるだけでなく，治療の合併症やADL低下の受け入れができず，「こんなはずではなかった」と後悔されることもあります．

そのため，病状説明の後には理解度の確認をていねいに行い，後々までフォローすることが必要です．

2 患者の本心を知り寄り添う

病名の告知は進んでいるが，治療の継続や中止，療養場所の選定が主に家族によって行われ，患者自身が参加できていない，患者が家族に遠慮して本心を言えない，意識レベルや認知機能の低下により，患者の本心がわからない，といった場合があります．

「高齢だから」「もう生い先が短いから」ということと，病状説明をどのようにするかはまったく別の問題です．たとえ認知症であっても，その人なりの理解のしかた，感じかたがあればそれに沿って伝える[5]ことが重要です．患者がどう思っているか，どうしたいのかを患者に寄り添いながら情報収集し，患者が受け入れるまで繰り返し伝えること，家族の協力を得ることなどの工夫を要します．在院日数短縮によりかかわる時間が短いため，チームで継続した看護が必要です．

3 せん妄の早期発見に努める

また，高齢者は術後や終末期はとくにせん妄を起こしやすい[6]ため，せん妄の知識（とくに認知症との区別）と早期発見が必要です．

せん妄のスケールは有効性が証明されたものが数種類あり，当院では，外科系の病棟で周手術期にニーチャムの混乱・錯乱状態スケール[7]を使用し，せん妄のスクリーニングを行っています．

終末期せん妄は不可逆的であることが多く，それは家族とのコミュニケーションの機会を奪うことにもなります．患者がおかしくなってしまったと家族がショックを受けることもあり，疾患による症状であることを家族に説明し，患者との距離が生じることのないように配慮する必要があります．

*

以上のように，高齢者のがん看護は，治療期から終末期にかけてその人らしい生活を維持していくために患者・家族とのかかわり，幅広い知識とアセスメント，多職種連携が必要とされます．

また，老人看護や家族看護，地域看護など，多分野にまたがる看護でもあります．成人のがんと比較して困難なことも多いですが，やりがいのある分野です．

（飯野君江）

---

p19〜22の引用・参考文献

1) 一般社団法人日本老年医学会：高齢者の終末期における医療およびケアに関する老年医学会の立場表明，2012．
http://www.jpn-geriat-soc.or.jp/proposal/tachiba.html（2016年4月4日検索）
2) 鈴宮淳司：高齢者の癌の臨床的特徴．老年腫瘍学―高齢者の特徴をふまえたがん診療の実践的アプローチ，第1版（田村和夫ほか編），p.20-25，文光堂，2008．
3) 長寿科学総合研究CGAガイドライン研究班：高齢者総合的機能評価ガイドライン．厚生科学研究所，2003．
4) 宮下光令：末期心不全の緩和ケアを考える．HEART：2(5)，501-511，2012．
5) 柴田隆夫：老年腫瘍学―高齢者の特徴をふまえたがん診療の実践的アプローチ．第1版（田村和夫ほか編），p.320，文光堂，2008．
6) 健康長寿ネット：せん妄【原因，症状，認知症の違い，治療】
http://www.tyojyu.or.jp/hp/page000000600/hpg000000562.htm（2015年4月4日検索）
7) 綿貫成明ほか：日本語版NEECHAM混乱・錯乱状態スケールの開発及びせん妄のアセスメント．臨床看護研究の進歩，12：46-63，2001．

高齢者のよくみる疾患 ② ≫ 脳血管疾患

おさえておきたい POINT

1. 高齢脳血管疾患患者の特徴
- 高齢者の治療では，脳卒中治療ガイドラインに従うにあたって年齢，体重，多彩な合併症などを考慮検討することが求められます．

2. 高齢脳血管疾患患者に特有の問題
- 高齢者で，失神，めまい，頭痛など，原因のはっきりしない疾患を訴えて来院したとき，多数の疾患を考慮し区別します．

3. 高齢脳血管疾患患者のケア
- 患者とかかわる機会の多い看護師の「何かいつもと違う」という小さな気づきから，病状変化の発見につながることがあります．

1. 高齢脳血管疾患患者の特徴

脳卒中が疑われたら

高齢者が，気を失ったり，めまいやしびれを訴えて来院したとき，症状が改善していることがあります．1974年に「一時的な，血管由来の，局所の脳の機能障害」として提唱された，一過性脳虚血発作（TIA：transient ischemic attack）が強く疑われるのは，片側の麻痺や感覚障害，失語症，同名半盲や急な視覚障害（およびその組み合わせ）などの症状です（**表1**)[1]．一方で，意識障害，失神，めまい（感），痙攣，複視，嚥下障害，構音障害など，それだけでは脳血管障害の決め手になりません．ほかの疾患でもしばしば認められ，単独でTIAの徴候として考えるべきではない一過性の神経症状については，そのほかの臨床症状，検査所見をもとに，別の疾患の鑑別を要します（**表2**)[1]．

MRIなどの画像診断が飛躍的に進歩し，早期からも微細な病巣が判別されることなどから，2009年

表1 TIAを疑ってみる一過性神経症状

- 片麻痺や半身のしびれ
- 失語や呂律不良
- 片眼（一部または全部）の視覚障害
- 同名半盲

　　　　　以上の色々な組み合わせ

Adrian M, et al.: Transient focal cerebral ischemia: epidemiological and clinical aspects. Stroke 5 : 277-284, 1974. をもとに作成

表2 単独ではTIAと言えない一過性神経症状

- 意識障害または失神
- めまい，めまい感
- 健忘または錯乱
- 痙攣または感覚性障害のマーチ
- 複視
- 片頭痛に関連した巣症状，閃輝暗点
- 嚥下障害
- 構語障害
- 失禁

Adrian M, et al.: Transient focal cerebral ischemia: epidemiological and clinical aspects. Stroke 5 : 277-284, 1974. をもとに作成

表3 脳卒中治療ガイドラインの推奨グレード

【A】…行うよう強く勧められる　【B】…行うよう勧められる　【C1】…行うことを考慮してもよい
【C2】…勧められない　　　　　【D】…行わないよう勧められる

に「TIAは，局所的な脳，脊髄，又は網膜の虚血を原因とする，神経機能障害の一過性の出来事で，急性の梗塞を伴わないもの」と新しく提唱されました[2]．格段の情報が得られる頭部MRIやCTを生かして診断し，TIAと脳梗塞を一連の病態としてとらえます．

TIAの急性期治療

　脳卒中治療ガイドライン2015[3]では6年ぶりの改訂の成果として，脳血管障害治療の新知見やエビデンスが参照されました．高齢者の治療では，グレードA（行うよう強く勧められる），B（行うよう勧められる），C1（行うことを考慮してもよい），C2（勧められない），D（行わないよう勧められる）に評価付けされた推奨文（表3）に従うにあたって，年齢，体重，多彩な合併症などを考慮検討することが求められます．

　以前のTIAは脳梗塞にならなかった軽いもの，という対応ではなく，TIAと診断すれば，急性期脳血管障害に位置付けて救急治療の対象とします（表4）．そのときの脳梗塞発症の危険度予測と治療方針の決定には，$ABCD^2$スコア（表5）をはじめとした予測スコアの使用が勧められています．Aから2つ目のDまでを加算した合計により，TIA発症後2日以内の脳卒中発症危険度は，6～7点で8.1％，4～5点で4.1％，0～3点で1.0％となります[4]．

　発症から24時間おくことなく，予測スコアを用いた評価，血管画像（脳血管，頸部頸動脈），MRI画

表4　TIAの急性期治療

診断したら	速やかに発症機序を評価し，脳梗塞発症予防のための治療を直ちに開始する[A].
脳梗塞発症の危険度予測と治療方針の決定	ABCD^{2}スコア等の使用が勧められる[B].
急性期の再発防止	アスピリン160～300mg/日の投与が勧められる[A].
急性期に限定	抗血小板薬2剤併用療法（アスピリン＋クロピドグレル）も勧められる[B].
急性期以後の治療	脳梗塞の再発予防に準じて行う.

表5　ABCD^{2}スコア

		1	2
年齢	Age	≧60歳	
血圧	Blood Pressure	収縮期血圧≧140mmHg または 拡張期血圧≧90mmHg	
臨床症状	Clinical features	麻痺を伴わない言語障害	片側の運動麻痺
持続時間	Duration	10～59分	≧60分
糖尿病	Diabetes	糖尿病あり	

Johnston SC, et al.: Validation and refinement of scores to predict very early stroke risk after transient ischaemic attack. Lancet, 369:283-292, 2007. より引用

像（とくに，拡散強調画像による病巣の把握が重要）で対策を立てましょう．長めの心電図記録や心臓超音波検査が，既知でない心原性疾患判別に役立ちます．採血もしましょう．TIA後早期に受診した患者や，ABCD^{2}スコア＞3の患者は入院を勧めましょう[4].

脳血管障害の予防

　高血圧は脳梗塞の発症に対し最大の危険因子であることはよく知られています．脳梗塞の再発予防では，降圧療法（目標140/90mmHg）が推奨されます[A]．後期高齢者ではやや高めの目標が許容され，脳虚血の原因や病態に応じた目標値を定めます．非心原性脳梗塞の再発予防には，抗血小板薬の投与を行うよう強く勧められます[A].

表6 脳梗塞の再発予防

降圧療法の目標	140/90mmHg.
後期高齢者では，少し高めでよい．	150/90mmHg.
両側内頸動脈狭窄，主幹動脈閉塞．	過度の降圧に注意
ラクナ梗塞では低く設定．	130/80mmHg.
非心原性脳梗塞	抗血小板薬
非弁膜症性心房細動（NVAF※1）者の脳梗塞・TIA	抗凝固薬（NOAC※2，ワルファリン．頭蓋内出血を含め重篤な出血性合併症は，前者で少ない．）
機械人工弁を持つ脳梗塞患者	ワルファリン（INR2～3以下にしない）

※1 NVAF：Non-valvular atrial fibrillation
※2 NOAC：Non-vitamin K antagonist oral anticoagulant.

表7 脳出血の予防

高血圧症の降圧療法が強く勧められる[A]．	
大量飲酒者への節酒，及び，喫煙者への禁煙継続の指導が勧められる[B]．	
抗血栓療法において，合併症としての脳出血増加にも配慮する[B]．	
再発予防の目標値	140/90mmHg.
できれば	130/80mmHg.

　最も有効な抗血小板療法（で日本で使用可能なもの）は，シロスタゾール，クロピドグレル，アスピリン，チクロピジンなどが挙げられます．心原性の脳梗塞もその原因ごとに脳梗塞予防の選択が変わります（表6）．

　脳出血の予防についても，高血圧症の降圧療法が強く勧められます[A]．高リスクである，大量飲酒者・喫煙者・抗血栓療法において，持続的積極的な生活指導と治療薬選択への配慮が求められます．血圧コントロール不良例での脳出血再発が多くみられ，血圧を140/90（できれば130/80）mmHg未満にコントロールすることが推奨されます[B]（表7）．

（松岡浩司）

2. 高齢脳血管疾患患者に特有の問題

無症候性脳梗塞

　高齢者で，失神，めまい，頭痛など，原因のはっきりしない疾患を訴えて来院したとき，多数の疾患を考慮し区別します．意識障害では，循環器疾患（心原性ショックや重症不整脈），内分泌代謝性疾患（低血糖や糖尿病性昏睡），呼吸器疾患（低酸素血症），熱中症，あるいは，低体温症なども除外が必要です．めまいは，小脳梗塞・出血のように緊急性の高い脳血管障害もありますが，心原性疾患（起立性低血圧，不整脈），内耳性疾患かもしれません．頭痛の中では，くも膜下出血の激痛が有名ですが，目（急性緑内障），耳鼻（急性中耳炎，副鼻腔炎），頸（筋緊張性頭痛）による頭痛もあれば，内科的な病態（高血圧性脳症，脳炎・髄膜炎，COPD，薬剤性，抑うつ・不安）など多彩な原因が考えられます．

　脳血管障害の診断で決め手ともいえる頭部CT/MRI検査ですが，主訴に関係していないような無症候性脳血管病変が見つかってしまい，戸惑うことも少なくありません．無症候性脳梗塞への対応で大切な点は表8の3項目です．無症候性脳梗塞は，脳卒中や認知機能障害発症の高リスクであることを認識し，まず，最大の危険因子である高血圧症に対する適切で十分な降圧治療を行います．

未破裂脳動脈瘤

　くも膜下出血をきたす危険因子として，喫煙習慣，高血圧保有，過度の飲酒が挙げられ，改善を行います[A]．未破裂脳動脈瘤は，いったん出血して「くも膜下出血」を発症すると，その約三分の一が生死にかかわる経過をたどるリスクを持った疾患です．加齢に伴う脳の萎縮がある高齢者では，出血が多量となり重症化することが少なくありません．他方で，破裂予防手術の負担も高齢者にとっては大きな問題です．

表8　無症候性脳梗塞

1	無症候性脳梗塞は，全ての脳卒中および認知機能障害発症の高リスク群である[B]．
2	無症候性脳梗塞に，抗血小板療法は勧められない[C2]．
3	「症候性脳梗塞の危険因子」はすべて「無症候性脳梗塞の危険因子」でもある．最大の危険因子は高血圧症であり，降圧治療は無症候性脳梗塞の数の増加を抑制するので，高血圧症例には適切かつ十分な降圧治療を行うよう勧められる[B]．

表9 未破裂脳動脈瘤の対応

> 未破裂脳動脈瘤が診断された場合，年間出血率など自然歴等の正確な情報を患者や家族に示し，今後の方針について文書によるインフォームドコンセントを行う[B]．

> 未破裂脳動脈瘤診断により，患者のうつ症状や不安が強度の場合は必要に応じてカウンセリングを行うことを考慮[C1]．

> 必要ならばセカンドオピニオンも考慮する[C1]．

表10 未破裂脳動脈瘤の治療

1	手術治療	破裂リスクの高い群かどうか．危険性の高い群は治療等を含めた慎重な検討をすることが勧められる[B]． ・大きさ5〜7mm以上 ・5mm未満でも，症候性，危険性の高い部位・形態のもの
2	内科治療	外科的治療を行わない場合に心がけること： 喫煙，大量の飲酒を避け，高血圧を治療する[B]．
3	経過観察	画像による経過観察を行う： 開頭クリッピング術後，長期経過観察が勧められる[A1]． 血管内治療後，長期経過観察が勧められる[B]． 手術しなかった場合も半年から1年ごとに検査する[C1]．

　未破裂脳動脈瘤が見つかった患者への対応の要点は，いたずらに不安をあおることなく，十分な情報を提供すること，必要な精神的支援も考慮すること，セカンドオピニオンも活用して，納得し受け入れられる治療方法を選択，実行することです．検討の結果手術治療を行わない場合にも，喫煙や大量の飲酒を避け，高血圧を治療するよう丹念な指導を要します．手術治療を行ったときも，見送った場合にも，画像による定期の経過観察が推奨されます（表9，10）．

（松岡浩司）

p23〜28の引用・参考文献

1) Adrian M, et al.: Transient focal cerebral ischemia: epidemiological and clinical aspects. Stroke, 5:277-284, 1974.
2) Easton JD, et al.: Definition and evaluation of Transient Ischemic Attack. Stroke, 40:2276-2293, 2009.
3) 日本脳卒中学会　脳卒中ガイドライン委員会編：脳卒中治療ガイドライン2015. 株式会社協和企画, 2015.
4) Johnston SC, et al.: Validation and refinement of scores to predict very early stroke risk after transient ischaemic attack. Lancet, 369:283-292, 2007.

3. 高齢脳血管疾患患者のケア

意識障害へのケア

　意識レベルの評価は，ジャパン・コーマ・スケール（JCS〈表11〉），グラスゴー・コーマ・スケール（GCS〈表12〉）を用います．一般的にはJCSを使用しますが，意識障害の重症度が高く，JCSだけではわかりにくい場合はGCSも使用します．

　急性期は，意識状態のほか，バイタルサイン・瞳孔の状態・麻痺の程度・自覚症状（頭痛・悪心・しびれ）を観察していきます．

　高齢であること・認知力の程度・失語の状態によっては，自覚症状を正確に伝えられない場合もあります．表情や顔色・行動（そわそわしている）などから異変を察知していきます．小さな変化にも理由があります．患者とかかわる機会の多い看護師が，「何かいつもと違う」という小さな気づきから，病状変化の発見につながることもあります．

　数時間の中で意識状態に変動がある，覚醒はしているがぼんやりしているなど，スケールだけでは伝わらない状態は，看護記録の中で表現していきます．

　入院による生活リズムの変化やもともとの生活習慣で日中に傾眠傾向になる患者もいます．意識状態に変化があったとき，疾患によるものなのか，そうではないのかを判断していくには，睡眠状況・日中の過ごし方など24時間の状態把握が大切になります．記録を通して，看護師間で情報を共有していくことが，異常の早期発見につながります．

運動麻痺のケア

　運動麻痺の評価には，徒手筋力テスト（MMT〈表13〉）を用います．意識障害や既往に脳血管疾患による後遺症や関節拘縮などがあり，評価がむずかしい場合があります．入院時に正確な状態把握をしていくことが重要となります．データベース聴取時など，家族自身も高齢により，重要な情報を認識できず伝えられないこともあります．そのため，患者背景も考えながら質問をして情報を得ていくことも意識していきます．

　急性期では状態変化が起きやすいことはもちろんですが，高齢者では既往にさまざまな疾患があり，再発や新たな疾患の発症が予測されます．一般的な徒手筋力テストだけでなく歩行時のふらつきの程度や状態・食事動作の様子・排泄状況（一回量や残尿がないか）など日常生活動作の観察も行っていきます．

　麻痺が重度になると，自力体動の減少から循環障害をきたし，褥瘡・下肢静脈血栓・関節拘縮など

表11 ジャパン・コーマ・スケール(JCS)

I 刺激をしないで覚醒している状態	0：意識清明 1：だいたい清明だが，今1つはっきりしない 2：見当識障害がある 3：自分の名前，生年月日がいえない
II 刺激をすると覚醒し，刺激をしないと眠り込む	10：ふつうのよびかけで容易に開眼する．合理的な運動（たとえば右手を握れ，離せ）をするし，言葉も出るが間違いも多い 20：大きな声，または身体を揺さぶることにより開眼する離握手などの簡単な命令に応じる 30：刺激を加えつつよびかけを繰り返すとかろうじて開眼する
III 刺激をしても開眼しない状態	100：痛みに対して払いのけるような動作をする 200：痛みで手足を動かしたり顔をしかめる 300：痛み刺激に反応しない

表12 グラスゴー・コーマ・スケール(GCS)

	反応	評点
開眼(E)	自発的に開眼 よびかけにより開眼 痛み刺激により開眼 全く開眼しない	4 3 2 1
言語反応(V)	見当識あり 混乱した会話 混乱した言葉 理解不明の音声 全くなし	5 4 3 2 1
運動反応(M)	命令に従う 疼痛部を認識する 痛みに対して逃避する 異常屈曲 進展する 動きが全くない	6 5 4 3 2 1

表13 徒手筋力テスト(MMT)

- 5：正常，強い抵抗にうちかって全可動域の運動が可能
- 4：弱い抵抗にうちかって全可動域の運動が可能
- 3：重力に抗して全可動域の運動が可能
- 2：重力を除けば全可動域の運動が可能
- 1：筋の収縮は触れるが関節の運動は可能
- 0：筋の収縮も触れない

の合併症が起こります．早期から合併症予防に向けたケアを行っていくことで，スムーズにリハビリテーション（以下リハビリ）に移行できます．

　ベッド上でもできる関節可動域訓練(ROM)，安静度が車椅子への乗車が可能になれば，日中の車椅子乗車による離床などを計画的に実施していきます．リハビリが開始となれば，理学療法士(PT)担当者と連携し，麻痺の状態に合わせた介助方法を病棟でも統一し効果的にリハビリが進むよう介入していきます．動作に時間がかかり，介助してしまいたくなることもありますが，患者の状態に合わせ，できるところまで自身で行ってもらい，待つこともリハビリになります．

安全のケア

　高齢者は入院や手術後，せん妄により興奮状態になる患者が多くいます．そのため転倒転落やドレー

ンやカテーテル類の自己抜去に注意が必要です．事故を防ぐためには，患者の状態を十分に把握し看護をしていきます．

　患者はさまざまな欲求を満たすために行動します．失語や認知力の低下から，障害の程度を認識できなかったり，看護師に欲求を伝えることができず歩行しようとしたりして事故にいたります．認知力の低下・行動パターン・障害の程度・遠慮をする・リハビリが進み過信することなどを考慮し，患者の状態に合わせ安全策をとっていきます．

　たとえば，ナースコールをするよう繰り返しの説明や「トイレなど御用のあるときはナースコールで知らせてください」などの表示をすることもあります．行動パターンにより触れるとナースコールが鳴るセンサーマットも数種類あり，それらを使用し，安全な環境作りをします．

　また，体にカテーテル類を留置することは，患者にとって違和感が強く，無意識に抜去しようとすることがあります．しかし，抜去してしまうことは治療の障害になります．急性期では，意識障害との区別がつきにくくなるため，鎮静薬の使用が不適切な場合もあり，安全に治療を行うために，身体抑制が必要となることがあります．カンファレンスで検討し，最小限の抑制にとどめられるよう，看護師や家族がそばにいるときは外すなど，患者の精神状態にも配慮します．高齢者は皮膚が脆弱であり，抑制具による皮膚のトラブルも起きやすいので十分な観察もしていきます．

精神的ケア

　脳血管疾患の発症は突然であり，障害される部位によりさまざまな症状が出ます．今まで当たり前にできていたことが，突然できなくなるため大きなショックを受けます．排泄動作や入浴に介助が必要になると，羞恥心などからも「情けない・申し訳ない」などの気持ちも生じます．遠慮や障害を持ちながらの日常生活動作に困難を感じ，ADLのさらなる低下につながることもあるため意欲を低下させないよう，障害に対するケアをしながら精神的フォローをしていきます．

　家族も同様に，介護や退院後の生活に不安を感じます．患者・家族の思いを知るために，コミュニケーションを密にとり，一緒に目標を考え，看護計画を立案し介入していきます．ソーシャルワーカーとも連携し，多方面からサポートしていきます．

（石井沙織）

p29～31の引用・参考文献
　1）大岡良枝ほか：脳神経外科─看護観察のキーポイントシリーズ．改訂版（小林繁樹編），中央法規出版，1996．

第1章・高齢者の疾病管理

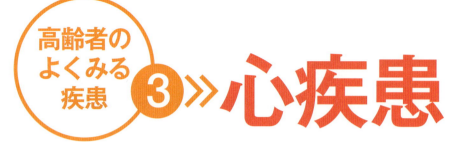

高齢者のよくみる疾患 ③ 心疾患

おさえておきたいPOINT

1. 高齢心疾患患者の特徴
- 高齢者の心疾患では脳梗塞，認知症，悪性疾患などの併存症が多いのですが，これらすべてを完全に治療することでかえってQOLを損なうこともありうるため，総合的に治療すべきかを判断し，医療以外に，介護，ケアなどの社会的背景が本質的な問題となっていないかについても多職種で検討し，介入点を探ることも有用です．

2. 高齢心疾患患者に特有の問題
- 難聴や認知症，失語症などのために病歴聴取が困難であったり，症状が非典型的である場合がしばしばです．元気がない，食欲がない，傾眠傾向である，などが心不全や虚血性心疾患（狭心症や心筋梗塞）の症状である場合がよくみられます．

3. 高齢心疾患患者のケア
- 自覚症状に気づきにくいため，受診のタイミングが遅くなってしまうことが入退院を繰り返す原因となっており，また長い人生経験により培われた個性，経験などから行動変容がむずかしいため，効果的な教育指導や医療・介護支援チームとの連携が重要となります．

1. 高齢心疾患患者の特徴

　高齢者心疾患の代表的なものには心不全，虚血性心疾患（狭心症や心筋梗塞），不整脈などがあります．高齢になるにつれて心不全が増加します．心筋梗塞やがんの発症率は高齢になると低下するため，80歳以上になると残りの人生でその病気にかかる確率はぐっと低下します．ところが，心不全の確率は何歳になっても約20％と減りません．したがって，心不全は高齢者の病気です．

表1 高齢者心不全の特徴

1	加齢により心臓が小さく，硬くなるため，左室収縮能の保たれた心不全（HFpEF）が多くなる
2	加齢により弁が変性し，大動脈弁狭窄症が増加する
3	冠動脈の動脈硬化が進行し，狭心症や心筋梗塞が増える
4	心不全を増悪させる因子である，併存症（感染症，貧血，腎機能障害〈CKD〉，脳梗塞，認知症，閉塞性肺疾患，甲状腺疾患，悪性疾患など）を多く合併する

心不全

1 高齢者では心不全の再入院や死亡率が高い

近年，わが国では高齢化が進行し，心不全の急性増悪によって入院する高齢者は年々増加し，社会問題となってきました．心不全の自然歴を見てみると，たとえ急性期を無事に脱して，至適薬物治療を投与できたとしても，高齢者では心不全の再入院や死亡率は若年者よりも高いのが特徴です．

2 高齢者の心不全と若年者の心不全は違う

高齢者の心不全と若年者の心不全は，同じように治療すればよいのでしょうか？これまで心不全はあらゆる心臓病のなれのはてであり，たとえば大きな心筋梗塞の後に心臓が拡大して，心不全にいたると考えられてきました．高齢になるとほとんどの人の血管は徐々に硬くなり，左心室も徐々に固くなります．つまり左心室の拡張する機能が低下します．すると，心臓の収縮の保たれた心不全（HFpEF）が起こりやすくなります（表1）．

また，高齢者では心不全の基礎疾患も若年者と異なります．先天性心疾患や拡張型心筋症などの割合が減少します．その代わりに変性型の大動脈弁狭窄症や虚血性心疾患が増加します．

さらに，高齢者の心不全では併存症が多いことも特徴的です（図1）．感染症，貧血，腎機能障害（CKD），脳梗塞，認知症，閉塞性肺疾患，甲状腺疾患，悪性疾患などの全身要因が含まれますが，これらは，しばしば再入院や生命予後の決定因子となります．併存症はいわば心臓以外のほかの臓器の老化と考えられます．

すなわち，高齢者心不全は，"心臓の老化"に"他臓器の老化"が加わった状態であると考えられます．これらの併存症を管理するには医師だけでなく，看護師を含む多職種の関与が重要となります（図2）．

3 75歳までの慢性心不全患者には若年者と同様の薬物治療を行う

左室収縮能の低下した心不全（HFrEF）の慢性期治療に関して，75歳までは若年者と同様の予後改善を目指す至適薬物治療を行うべきです．β遮断薬，ACE阻害薬（ARB）のほかに，K値に注意して抗アルドステロン薬が用いられます．また，適応があればCRT-D，ICDなどの非薬物治療も検討します．

図1 高齢者の心不全は併存症が多い

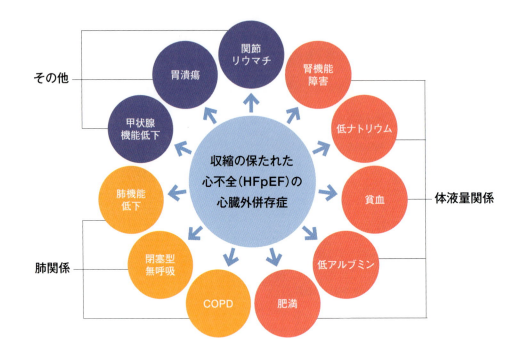

図2 高齢者心不全とは

"高齢者心不全" = 心臓の疾患 + 他臓器の老化

包括的ケアにより再入院を防ぐ

一方，75歳以上の高齢者では，個々人のフレイルなどの状態を考慮して個別に治療を行います．

高齢者では，左室収縮能の保たれた心不全(HFpEF)が多いのですが，その予後を改善する薬はまだありません．血圧，脈拍，体液量を管理することが重要です．脈拍数によって心拍出量が規定されるため，高齢者では徐脈にとくに注意が必要です．さらに，HFpEFでは併存症の予後に関する影響が大きいため，併存症の管理を積極的に行います．

4 心不全の急性増悪の治療には栄養や腎機能が大切

高齢者の心不全が増悪して入院になったときは，心臓の機能よりもむしろ栄養や腎機能に短期の予後が大きく依存します．腎機能障害(CKD)がある患者に，利尿薬を使ってうっ血の治療を強力に行う

表2 高齢者虚血性心疾患の特徴

1	高齢者では無痛性心筋梗塞が多い
2	軽い胸部不快や息切れ，悪心や嘔吐，意識消失や失神，全身倦怠感，元気がないなどの非特異的な症状で急性心筋梗塞が発症する
3	高齢になるほど女性の比率が高く，女性で比較的予後が不良
4	冠動脈主幹部病変，多枝疾患などの重症病変が多く，ショック，心不全，心破裂，重症不整脈が多い
5	腎機能障害，脳梗塞，貧血，認知症などの全身性合併症が多い
6	認知症の患者では意識レベルの低下や不穏として現れることもある
7	高齢者では非ST上昇型の重症の虚血性心疾患が多い
8	後期高齢者の急性心筋梗塞でも緊急冠動脈インターベンションができれば，院内死亡率は若年者とほぼ同等にまで低下する

と，一過性のクレアチニン値の上昇が起こります（WRF：worsening renal function）が，それだけで入院中の死亡率が2〜3倍になります．うっ血も心不全の予後に関係するため，クレアチニン値を上昇させないで上手にうっ血をとることが重要になります．

さらに，高齢者で過度の安静による長期臥床は容易に筋力低下や廃用症候群をきたし，フレイルを悪化するため，早期の離床と早期の退院を目指すことが大切です．

虚血性心疾患

1 高齢者の体調不良は虚血性心疾患を考慮する（表2）

高齢者では無痛性心筋梗塞が多いため，軽い胸部不快や息切れ，悪心や嘔吐，意識消失や失神，全身倦怠感，元気がないなどの非特異的な症状で急性心筋梗塞が発症することがあります．胸痛の程度は心筋梗塞の重症度を必ずしも反映しません．

高齢者では貧血，発熱，脱水，炎症などが虚血性心疾患の誘因となります．したがって，腎機能障害（CKD）などの動脈硬化のリスク因子を多く持っている，または過去に心筋梗塞や動脈硬化性の疾患の治療を受けた高齢者に，上記の誘因と非特異的な症状があれば，虚血性心疾患（心筋梗塞や狭心症）をまず疑って心電図をとることが大切です．

2 高齢者では重症の虚血性心疾患が多い

高齢者の心筋梗塞では，高齢になるほど女性の比率が高く，女性で比較的予後が不良です．高齢者では動脈硬化が進行しているため，冠動脈主幹部病変，多枝疾患などの重症病変が多く，ショック，

心不全，心破裂，重症不整脈が多いといわれています．

さらに，腎機能障害，脳梗塞，貧血，認知症などの全身性合併症が多いことも特徴的です．とくに，認知症の患者では胸痛よりも，意識レベルの低下や不穏として現れることもしばしばです．

後期高齢者の心筋梗塞による院内死亡率は64歳以下の約4倍（20〜30％）といわれてきましたが，発症24時間以内の緊急冠動脈インターベンションが可能であれば，院内死亡率は若年者とほぼ同等の6％程度にまで低下します．すなわち，むしろ高齢者であるほど早期血行再建術の恩恵を受けると考えられます．

3 高齢者では非ST上昇型の重症の虚血性心疾患が多い

高齢者の心電図は安静時にすでに変化がみられることが多く，1回の心電図だけで心筋梗塞の診断ができないこともしばしばです．まず疑うこと，そして繰り返し心電図をとることが重要です．また，FABPや高感度トロポニンIの採血も役に立ちます．

不整脈

1 心房細動は男性に多く加齢とともに増加する

2005年に日本人の0.56％，72万人が心房細動を有すると推定されました．高齢者では，心房細動，心房粗動，上室頻拍などの頻拍性不整脈が多いのですが，洞不全症候群や高度房室ブロックのような徐脈性不整脈も増加します．これらは一般的に進行性であり，永久ペースメーカー植え込み術が必要になることもよくあります．

2 非弁膜症性心房細動では抗血栓治療が必要

心房細動があると，弁膜症がなくても，心原性脳塞栓症や全身性の塞栓症のリスクが上昇します．また，心不全，高血圧，高齢，糖尿病，脳卒中の既往などが合併すると心原性脳塞栓症や全身性の塞栓症のリスクがさらに上昇します．したがって，ワルファリンや新規抗凝固薬を用いて血栓症の予防を行います．しかし，これらのリスク因子を持つ高齢者では同時に出血のリスクも高いことから，降圧治療を含め，十分な注意が必要です．

〈原田和昌〉

2. 高齢心疾患患者に特有の問題

　一般に高齢者は，多くの併存症を持っていますが，症状の原因を特定するのに難渋することが多いのも特徴です．たとえば難聴や認知症，失語症などのために病歴聴取が困難であったり，症状が非典型的である場合がしばしばです．元気がない，食欲がない，傾眠傾向である，などが心不全や虚血性心疾患（狭心症や心筋梗塞）の症状である場合がよくみられます．

1 腎障害や脳血管障害などで治療ができないことがある

　心不全治療において，腎障害や脳血管障害などに起因した制約が多くみられます．心不全の標準的な至適薬物治療も高齢者では容易に血圧低下，脱水，徐脈などに陥りやすく注意が必要です．

　虚血性心疾患が原因の心不全で，治療に難渋する場合には早期の冠動脈血行再建術（インターベンション）が推奨されていますが，腎障害のためにこれが行えない場合が多くみられます．

　また，ひどい認知症を合併する場合には，心不全や虚血性心疾患の治療そのものができない場合や，その後の薬物管理が困難なため，薬物治療が継続できない場合もあります．

2 併存症が多いため，介護，ケアなど多職種で介入する

　高齢者心不全では併存症が多いのですが，これには先に挙げた感染症，貧血，腎機能障害（CKD），脳梗塞，認知症，閉塞性肺疾患，悪性疾患などの全身要因のほかに，①心筋虚血，心房細動などの心血管併存症，②β遮断薬，抗不整脈薬，非ステロイド系解熱鎮痛薬などの薬物要因，③過剰輸液や輸血などの医療要因，④減塩や水分制限の不徹底，肥満，服薬コンプライアンス不良，運動過多，ストレス，うつ状態などの生活要因が挙げられます．これらの多くは心不全において独立した予後規定因子ですので，個々を精査することは病態把握，予後予測に非常に重要です．しかし，これらすべてを完全に治療することでかえってQOLを損なうこともありうるため，総合的に治療すべきかを判断し，医療以外に，介護，ケアなどの社会的背景が本質的な問題となっていないかについても多職種で検討し，介入点を探ることも有用です．

3 フレイルを考えて治療する

　フレイル（虚弱）は高齢者の多くの疾病において注目されています．フレイルには移動能力，筋力，バランス，運動処理能力，認知機能，栄養状態，持久力，日常生活の活動性，疲労感など広範な要素が含まれています．フレイルは高齢者の大動脈弁狭窄症に対するTAVI治療（図3）の予後を決定すると報告されました．

　心不全だけでなく，高血圧や心房細動の治療や手術を受ける高齢患者などでも，フレイルと治療効果との関係が話題となっています．医療経済も考えると，フレイルのない高齢，超高齢患者には，若年者と同様の治療や先進医療を行ってもよいと考えられます．

TAVI：Transcatheter Aortic Valve Implantation：経カテーテル大動脈弁治療

図3　経カテーテル大動脈弁形成術

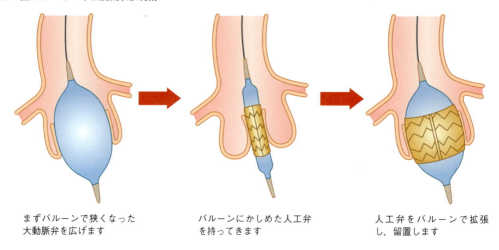

まずバルーンで狭くなった大動脈弁を広げます　　バルーンにかしめた人工弁を持ってきます　　人工弁をバルーンで拡張し，留置します

　しかし，フレイルはそれ自体が介入すべき対象ですので，栄養管理やリハビリによってフレイルの改善を目指すことも高齢者の心疾患治療の目標です．

（原田和昌）

3. 高齢心疾患患者のケア

効果的な教育指導が必要

　高齢者は，加齢に伴って①心筋の肥大，②弁膜やその周囲組織の変性や石灰化，③刺激伝導系の変性により不整脈の出現，④冠動脈硬化による心筋虚血などにより心不全を有病し，入退院を繰り返すことが多くなります．
　また，高齢者疾患の特徴として，①複数の疾患を抱えている，②非定型的症状や意識障害・せん妄・認知症様症状など中枢神経症状による症状・徴候と重症度の乖離をきたしやすい，③社会的背景や心理的背景が疾患の発症や要因になっている人が多い，④薬剤を複数併用していたり，薬剤の副作用が出現しやすい，⑤生活機能障害（ADL低下，認知症など）が疾患の発症の背景にあったり，逆に疾患が

発症あるいは悪化をきたすことが多く症状や経過が典型的ではなくわかりづらい，といわれています．

このようなことより自覚症状に気づきにくく，受診のタイミングが遅くなってしまい，入退院を繰り返す原因となっています．

これらのことより，より効果的な教育指導が必要となってきます．疾患の発症や悪化する症状を具体的に説明し，症状が出現した際には迷わずに受診すること，また電話で状況を説明し医療者の判断を仰ぐようにすることが重要であることを指導しています．

医療・介護支援チームとの連携が重要

さらに高齢患者は長い人生経験により培われた個性，経験などから行動や考え方があり，行動変容がむずかしく，新しいことを記憶しにくいなど実際に教育指導されたことが自宅に帰っても継続できないという問題点が挙げられます．

また，独居や老老介護も多く，人に頼りたくないなどの理由により介護認定を受けていない，介護サービスが十分に活用できていないなどの問題点もあります．

このように高齢心疾患患者へのケアを実践していくためには，①身体的状況だけでなく，精神的状況(認知機能)，とくに家族背景や経済状況などの社会的状況を把握する，②根気強く何度も説明する，③個々に合わせた方法を検討する，④本人だけではなく家族または介護者を主とした指導を行う，⑤介護サービスを十分に活用する，などが重要になります．

さらに看護師だけでのセルフケア支援はむずかしいため，①多職種との医療チーム連携の強化，②かかりつけ医やケアマネジャーなどの在宅・介護支援サービスとの連携の強化，などを実施していく必要があります．

（鉄谷祥子）

p38〜39の引用・参考文献
1) 眞茅みゆきほか：心不全ケア教本．メディカル・サイエンス・インターナショナル，2012．

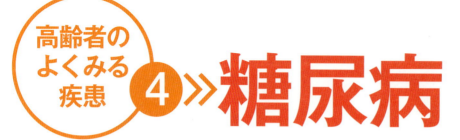

おさえておきたい POINT

1. 高齢糖尿病患者の特徴
- 高齢糖尿病患者の特徴として，食後の高血糖や高血糖高浸透圧症候群（HHS）をきたしやすい，重症低血糖を起こしやすい，腎機能の低下や薬物相互作用の影響を受けやすいなどが挙げられます．

2. 高齢糖尿病患者に特有の問題
- 高齢糖尿病患者に特有の問題として，認知機能低下や認知症，サルコペニア，転倒，うつなどの症候が起こりやすくなります．

3. 高齢糖尿病患者のケア
- 高齢糖尿病患者のケアとして，患者と同じ目線で療養生活を考え支援していきます．食事・運動・薬物療法という治療の柱は成人と変わりませんが，まず患者のコミュニケーション能力を確認し，関係を築くことが重要です．

1. 高齢糖尿病患者の特徴

糖尿病と合併症

　糖尿病はインスリンという血糖を下げるホルモンの分泌が低下したり，その肝臓や筋肉に対するインスリン作用が低下したりして，血糖値が増える病気です．

　慢性的な高血糖が持続すると網膜症，腎症，神経障害，動脈硬化性疾患，感染症などの合併症を起こしやすくなります．また，最近では歯周病，認知症も糖尿病の合併症とされ，悪性腫瘍，サルコペニア（筋肉減少症），転倒，骨折も糖尿病で多いことが明らかとなっています．

　したがって，糖尿病をみることは全身の合併症をみることであり，その合併症を防ぐことが糖尿病のケアの目的となります．

表1　高齢糖尿病患者の特徴

食後の高血糖をきたしやすい
- どうする？
  - 外来時の採血は食後血糖とHbA1cで行う．
  - 食後に運動を行い，食物線維の摂取を多くし，糖分を含む清涼飲料水を避けるなど食後の血糖を下げるような対策を立てる．

高血糖高浸透圧症候群（HHS）を起こしやすい
- どうする？
  - 脱水にならないように，水分補給を患者や介護者に教育する．
  - 感染症，心血管疾患，経管栄養，高カロリー輸液の際には血糖のチェックを行う．

重症低血糖を起こしやすく，低血糖がさまざまな悪影響を及ぼす
- どうする？
  - 重症低血糖のリスクが高い患者に対して低血糖症状，対処法などの教育を患者と介護者に対して行い，低血糖の対策を立てる．

腎機能の低下や薬物相互作用の影響を受けやすい
- どうする？
  - 定期的に腎機能のチェックを行う．

動脈硬化の合併症や多く，無症候性の場合が多い
- どうする？
  - 動脈硬化の合併症予防のために血糖，血圧，脂質をコントロールし，身体活動を増やし，良好な心理状態を維持するように指導する．

糖尿病と加齢

　糖尿病は加齢とともに増える病気であり，65歳以上の高齢者人口の約20％前後は糖尿病です．これは，加齢とともに内臓脂肪が増加し，筋肉量が低下することでインスリンの作用が低下し，さらにインスリン分泌が低下することが原因と考えられています．高齢糖尿病患者は低血糖症状が出にくく，非典型的であることなど若い糖尿病患者と異なった特徴があります．とくに75歳以上の糖尿病患者では，認知機能低下，サルコペニア，転倒，うつなど加齢とともに起こりやすい症候が起こりやすくなります．したがって，高齢者の症状に合わせて，必要なケアをとくに集中的に提供しなければならないのが高齢者糖尿病なのです．

高齢糖尿病患者の特徴（表1）

　高齢者糖尿病の特徴として，1. 食後の高血糖や低血糖を起こしやすく，低血糖に対する脆弱性を有する，2. 腎機能が低下し，薬物相互作用の影響を受けやすい，3. 動脈硬化の合併症が多く，無症候性の場合が多い，4. 認知症，ADL低下などの老年症候群をきたしやすい，などがあります．

HHS：hyperglycemic hyperosmolar state，高血糖高浸透圧症候群

1 食後の高血糖をきたしやすい

　高齢糖尿病患者は，空腹時の高血糖に比べて食後の高血糖を起こしやすくなります．一方，腎疾患や肝疾患合併例では夜間の糖新生が低下し，空腹時血糖はそれほど高くならなくことが多くなります．

　したがって，外来受診の採血は食後に行うことが望ましく，食後1時間30分から2時間が最も血糖が高くなります．また，HbA1c（ヘモグロビンエーワンシー）という2か月間の血糖の平均値の指標をもって血糖コントロールの良し悪しを判断します．

　食後の高血糖を下げるためには食後に運動を行い，食物線維の摂取を多くするなどの対策を立てます．

2 高血糖高浸透圧症候群（HHS）をきたしやすい

　高血糖高浸透圧症候群（HHS）は，かつて非ケトン性高浸透圧性糖尿病性昏睡とよばれた疾患です．著しい高血糖（600mg/dL以上），高浸透圧（340mE/L以上），高度の脱水を特徴とし，意識障害の程度はさまざまです．

　高齢者ではHHSになりやすくなります．これは，高齢糖尿病患者では口渇感に乏しいので十分な水分摂取ができず，脱水になりやすいことが原因です．また，感染症や脳血管障害などの誘因となる疾患を発症しやすいことも原因です．HHSの誘因には感染症，脳血管障害，中心静脈栄養，経管栄養，薬剤（降圧利尿薬，グルコルチコイド）などがあります．

　HHSを予防するためには，発熱，下痢などで食事摂取ができないようなときに，水分の補給を行うことを患者または介護者に指導することが大切です．また，経管栄養，高カロリー輸液の際には血糖を定期的にチェックすることも必要です．

3 重症低血糖を起こしやすい

1）高齢者の低血糖の影響

　高齢者の低血糖はさまざまな悪影響をきたします．軽症の低血糖（血糖70mg/dL未満）でも頻度が多いと糖尿病負担感の増加，うつ，QOL低下や転倒・骨折の誘因となります．

　意識障害で起こり，人の助けを借りないと回復しないような重症低血糖は認知症，心血管疾患発症，死亡の危険因子となります．

2）高齢者の低血糖症状

　高齢者では，低血糖の教育で一般的に発汗，動悸，手のふるえなどの症状がなくなります[1]．その代わりに低血糖症状は非典型的で，頭がくらくらする，体がふらふらする，動作がぎこちない，めまい，脱力感，ろれつ不良，目がかすむなどの症状で起こる場合があります．また，せん妄，錯乱，意欲低下などの精神症状，片麻痺などの神経症状，認知機能障害などで低血糖症状が起こることがあるので，注意を要します．

　したがって，高齢者では患者および家族に対して非典型的な低血糖症状に関する十分な教育を行う必要があります．こうした低血糖症状がある場合には，血糖測定が困難であれば，試みにブドウ糖10〜20gをとることを勧めます．

3) 重症低血糖の危険因子

❶どんな患者に起こりやすいか

　重症低血糖を起こしやすい患者はインスリン注射やSU薬で治療している患者で長期の罹病期間や心疾患などの合併症をすでに持っている人です．SU薬を内服している患者では，HbA1c7.0％未満や空腹時血糖110mg/dL未満で重症低血糖のリスクが上昇します．インスリン治療の患者ではHbA1cが高くても重症低血糖を起こすので注意を要します．また，80歳以上の高齢者や，①認知症，認知症にいたっていない認知機能低下，②ADL低下，③うつ病，④低栄養(BMI20未満)，⑤腎機能低下(eGFR45mL/min/1.73m^{2}未満)，⑥多剤併用などの高齢者で重症低血糖を起こしやすくなります．

❷低血糖への対策

　こうした重症低血糖の危険因子を持っている患者に対して，低血糖教育をとくにていねいに行い，低血糖の対策を立てることが大切です．すなわち，認知機能低下など重症低血糖のリスクが高い場合には，①ブドウ糖の携帯，②低血糖症状とその対処法の教育，③食事の炭水化物の量をほぼ一定にすること，④運動が増えた場合の対処法の指示，⑤食事摂取低下時のSU薬中止やインスリン減量の指示，⑥患者または介護者による血糖自己測定(SMBG)の実施などを低血糖対策のケアとして行います．治療としての低血糖対策としては，①低血糖を起こしにくい薬剤の選択，②腎機能に応じたSU薬の減量，③柔軟な血糖コントロール目標を立てることが大切です．

4 腎機能の低下や薬物相互作用の影響を受けやすい

　加齢とともに腎機能は低下します．高齢者糖尿病では，こうした腎機能低下のために薬物の有害作用が出やすくなります．経口糖尿病薬の中でSU薬，BG薬，SGLT2阻害薬などは腎排泄であるので，腎機能の悪い患者では薬物の蓄積が起こります．腎機能低下例でのSU薬使用例では重症低血糖が起こりやすく，遷延するため注意する必要があります．

　したがって，高齢者糖尿病では定期的にeGFR(推算糸球体濾過量)を用いて腎機能をチェックする必要があります．eGFRには，血清クレアチニンを用いたeGFRcreと血清シスタチンCを用いたeGFRcysがあります．

5 動脈硬化の合併症が多く，無症候性の場合が多い

　高齢者糖尿病では動脈硬化の合併症である脳梗塞，虚血性心疾患，下肢末梢動脈疾患の頻度が多く，心不全も起こりやすくなります．また，自覚症状がない無症候性の脳梗塞や，自覚症状がない虚血性心疾患が多くなります．高齢者糖尿病の脳梗塞は小さい梗塞が多発することが多く，認知症，うつ，嚥下障害，低栄養などの老年症候群を起こしやすくなります．息切れ，腹痛などの非典型的な症状で心筋梗塞を起こすこともあります．J-EDIT研究ではHbA1c高値，高血圧，脂質異常が，脳卒中または虚血性心疾患の危険因子となっています．また，身体活動量低下やうつ傾向も脳梗塞の危険因子となります．

　したがって，高齢者の動脈硬化性疾患を予防するためには，血糖，血圧，脂質をコントロールするとともに，身体活動を増やし，良好な心理状態を維持するように指導を行います．

〈荒木 厚〉

2. 高齢糖尿病患者に特有の問題

高齢者糖尿病と老年症候群

　高齢糖尿病患者は，糖尿病がない人と比べて認知機能低下，ADL低下，サルコペニア，転倒，うつ，尿失禁，低栄養などの老年症候群が約2倍起こりやすくなります[2]．

　老年症候群は，高血糖，低血糖，糖尿病合併症，社会サポート不足などで起こりやすくなります．この老年症候群に対しては筋力トレーニングを含む運動療法，栄養サポート，適切な血糖コントロール，社会サービスの確保などの共通の対策を講じることになります．

高齢者糖尿病に特有の問題(表2)

1 認知機能低下や認知症をきたしやすい

　糖尿病患者では糖尿病がない人と比べて，アルツハイマー病が約1.5倍，血管性認知症が約2.5倍多くなります．糖尿病患者は注意力，実行機能，情報処理能力，学習記憶能力などの認知機能障害が起こりやすくなります．認知機能低下や認知症は80歳以上，高血糖や長期罹病期間の患者で起こりやすくなります．

1)早期発見と認知機能の評価

　糖尿病患者の認知症を早期発見するために，記憶障害，手段的ADL（外出，買い物など）の障害，セルフケアの障害，心理状態の変化（意欲低下やうつ傾向），知的活動（新聞や雑誌を読む）の低下を手がかりとします（図1）．

　高齢糖尿病患者では，MMSEや改訂長谷川式知能検査などで認知機能の評価をすることが大切です．

2)認知症をすでに合併している場合

　認知機能低下や認知症をすでに合併している患者では，BPSDに対する対処，運動療法，栄養サポート，社会サービスの確保などを行い，柔軟な血糖コントロール目標を設定し，低血糖と高血糖を避ける治療を行います．

　認知機能低下や認知症がある患者でも，運動を行うことでADLが改善し，認知機能低下を予防または改善することが明らかになっています．運動では，筋力トレーニングや多要素を含んだ運動が有効で少なくとも週2回行います．したがって，認知症合併の患者はデイケアなどのサービスを利用するのがよいと思われます．

MMSE：mini-mental state examination，ミニメンタルステートエグザミネーション
BPSD：behavioral and psychological symptoms of dementia，認知症随伴心理行動異常

表2　高齢糖尿病患者に特有の問題

認知機能低下や認知症をきたしやすい
どうする？
- 高齢糖尿病患者では記憶障害，手段的ADL（外出，買い物など）の障害，セルフケアの障害，心理状態の変化が認知機能低下を疑う手がかりとなる．

うつ傾向，うつ病をきたしやすい
どうする？
- 抑うつ気分だけでなく，不眠，体重減少，全身倦怠感，疼痛などの身体症状や家への引きこもりがうつ傾向を疑う手がかりとなる．

身体機能が低下し，ADL低下，転倒，サルコペニア，フレイルを起こしやすい
どうする？
- ADL，歩行，フレイルを評価し，身体機能の維持・向上を目指すことが望ましい．

図1　認知症の早期発見のために

- 物忘れ
- 手段的ADL障害：外出，買い物，料理，金銭管理の障害
- 心理状態の悪化：無気力，無関心，うつ
- セルフケア（服薬管理，インスリン注射）の障害

↓

スクリーニング検査：MMSE，改訂長谷川式など
時計描画，MoCA-J，DASC-21

↓

認知症の診断：複数の認知機能障害＋社会生活の障害

↓

治療：筋力トレーニングを含む運動
　　　心理サポート介護保険などの社会資源確保
　　　BPSDの対処
　　　柔軟な血糖コントロール目標
　　　アセチルコリンエステラーゼ阻害薬の投与など

外来でできる認知機能低下を疑う質問

① 手段的ADLの質問：外出，買い物，料理
② うつ症状の質問：周囲への興味が低下，家にいることが多い
③ セルフケアの質問：内服薬の余り，インスリンの打ち忘れ
④ 知的活動の質問：年金などの書類を書く，本や雑誌を読む
⑤ 記憶の質問：最近の出来事などをCDEJを含めたチームで聞く

2 うつ傾向，うつ病をきたしやすい

　高齢糖尿病患者ではうつ傾向またはうつ病になりやすくなります．糖尿病にうつ傾向またはうつ病を合併すると，細小血管症，大血管障害，要介護，入院，死亡をきたしやすくなります．厳格な食事療法，頻回の低血糖，インスリン治療自体がうつ傾向の原因になることがあるので注意を要します．
　高齢者では抑うつ気分だけでなく，不眠，体重減少，全身倦怠感，疼痛などの身体症状，家への引

きこもり，物事の興味・関心の消失がうつ傾向を疑う手がかりとなります．

3 身体機能が低下し，ADL低下，転倒，サルコペニア，フレイルを起こしやすい

　糖尿病患者は糖尿病がない人と比べて，手段的ADLや基本的ADLが低下しやすくなります．また，糖尿病患者，とくに高血糖の患者は筋肉量，筋力，および身体能力が低下し，サルコペニアになりやすくなります．身体能力では，歩行速度やバランス能力が低下しやすくなります．

　高齢糖尿病患者は，約1.5〜4倍転倒しやすくなります[3]．糖尿病患者の転倒対策としては筋力・バランストレーニング，低血糖も高血糖もない適切な血糖コントロール，環境の整備，薬剤数を減らすことなどがあります．

　フレイルは，加齢に伴う予備能低下によって要介護や死亡が起こりやすい状態です．フレイルは体重減少，疲労感，歩行速度低下，筋力低下，身体活動量低下の5項目のうち3つ以上で定義され，転倒，要介護，入院，死亡の危険因子です．糖尿病患者ではフレイルが起こりやすくなります．

　フレイルの患者では，筋力トレーニングを含む運動療法，栄養サポート，適切な血糖コントロール，社会サービスの確保を行うことが大切です．栄養サポートでは十分なエネルギーとタンパク質の摂取を行い，体重が減らないような指導を行います．また，フレイルの患者では柔軟な血糖コントロール目標を設定します．低血糖やシックデイの対処法について患者や介護者に指導を行います．

高齢者の血糖コントロール目標（図2）

　高齢者の血糖コントロール目標は，認知機能，身体機能，重症低血糖の起こりやすさ，併発疾患の合併，社会サポート不足などによって個別に設定します．

　身体機能や認知機能が保たれている高齢者の治療目的は合併症の予防であり，そのためには血糖，血圧，脂質をコントロールします．認知症やフレイル（基本的ADL低下）がある患者では心身機能やQOLの維持が治療目的となり，上記のフレイル対策である運動，栄養サポート，安全な薬物治療，社会サポートなどを行います．

（荒木　厚）

図2 高齢者糖尿病の血糖コントロール目標(HbA1c値)

患者の特徴・健康状態[注1]		カテゴリーⅠ ①認知機能正常 かつ ②ADL自立	カテゴリーⅡ ①軽度認知障害～軽度認知症 または ②手段的ADL低下,基本的ADL自立	カテゴリーⅢ ①中等度以上の認知症 または ②基本的ADL低下 または ③多くの併存疾患や機能障害
重症低血糖が危惧される薬剤(インスリン製剤,SU薬,グリニド薬など)の使用	なし[注2]	7.0%未満	7.0%未満	8.0%未満
	あり[注3]	65歳以上75歳未満 7.5%未満 (下限6.5%) / 75歳以上 8.0%未満 (下限7.0%)	8.0%未満 (下限7.0%)	8.5%未満 (下限7.5%)

治療目標は,年齢,罹病期間,低血糖の危険性,サポート体制などに加え,高齢者では認知機能や基本的ADL,手段的ADL,併存疾患なども考慮して個別に設定する.ただし,加齢に伴って重症低血糖の危険性が高くなることに十分注意する.

【重要な注意事項】
糖尿病治療薬の使用にあたっては,日本老年医学会編「高齢者の安全な薬物療法ガイドライン」を参照すること.薬剤使用時には多剤併用を避け,副作用の出現に十分に注意する.

注1:認知機能や基本的ADL(着衣,移動,入浴,トイレの使用など),手段的ADL(IADL:買い物,食事の準備,服薬管理,金銭管理など)の評価に関しては,日本老年医学会のホームページ(http://www.jpn-geriat-soc.or.jp/)を参照する.エンドオブライフの状態では,著しい高血糖を防止し,それに伴う脱水や急性合併症を予防する治療を優先する.

注2:高齢者糖尿病においても,合併症予防のための目標は7.0%未満である.ただし,適切な食事療法や運動療法だけで達成可能な場合,または薬物療法の副作用なく達成可能な場合の目標を6.0%未満,治療の強化が難しい場合の目標を8.0%未満とする.下限を設けない.カテゴリーⅢに該当する状態で,多剤併用による有害作用が懸念される場合や,重篤な併存疾患を有し,社会的サポートが乏しい場合などには,8.5%未満を目標とすることも許容される.

注3:糖尿病罹病期間も考慮し,合併症発症・進展阻止が優先される場合には,重症低血糖を予防する対策を講じつつ,個々の高齢者ごとに個別の目標や下限を設定してもよい. 65歳未満からこれらの薬剤を用いて治療中であり,かつ血糖コントロール状態が図の目標や下限を下回る場合には,基本的に現状を維持するが,重症低血糖に十分注意する.グリニド薬は,種類・使用量・血糖値等を勘案し,重症低血糖が危惧されない薬剤に分類される場合もある.

高齢者糖尿病の治療向上のための日本糖尿病学会と日本老年医学会の合同委員会:高齢者糖尿病の血糖コントロール目標について.
日本糖尿病学会編・著:糖尿病ガイド2016-2017, p98, 文光堂, 2016

p43～47の引用・参考文献
1) 荒木 厚:高齢者における低血糖の問題点とその対策. PRACTICE, 31: 61-68, 2014.
2) 荒木 厚:糖尿病患者と老年症候群. 高齢者の糖尿病. 糖尿病, 57: 676-678, 2014.
3) 荒木 厚, 千葉優子:糖尿病患者における転倒―糖尿病合併症, 身体能力低下, 血糖コントロールとの関連. 医学のあゆみ, 239: 457-461, 2011.

3. 高齢糖尿病患者のケア

身体・精神的背景,社会的条件を総合的に判断

老年期は,身体的能力の低下と糖尿病をはじめとする複数の疾患を併せ持つために複雑な健康問題が起こります.さらには,心理・社会的な問題として仲間や配偶者との死別に伴うサポートシステム

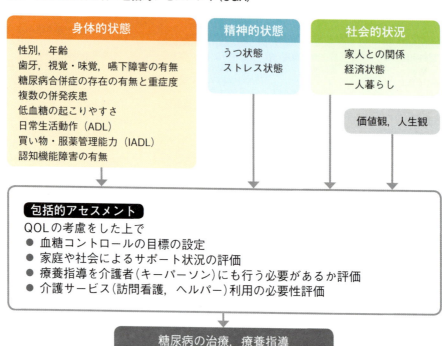

図3 高齢糖尿病患者の包括的アセスメント（CGA）

日本糖尿病療養指導士認定機構：ライフステージ別の療養指導．
糖尿病療養指導ガイドブック 2016, p.145, メディカルレビュー社, 2015. より転載，一部改変

の喪失，退職による収入の減少と医療費による経済的圧迫，社会に貢献する役割の喪失感，社会的地位の喪失など，高齢者の心理状態の悪化につながる要因は多様です．

しかし，高齢者は有意義な生活を望み，努力もしています．そして自身の環境になんとか折り合いをつけ，調整できる潜在的な力や可能性を持っています[1]．QOLを損なわないよう，個々の患者の身体・精神的背景，社会的条件を総合的に判断し，血糖コントロール目標が設定され，治療や療養指導が行われます[2]．患者本人の理解力やADLが低下している場合は，その介護者に対する療養指導が必要になります(図3)．

そのため，高齢糖尿病患者に対する生活調整は，"その人"を知り理解したうえで必要な「身体的ケア」「精神的ケア」を家庭・社会などのサポートにつなげて考える必要があります．

高齢糖尿病患者である"その人"を知る

高齢者に対する指導を行っていく場合，個人差が非常に大きいため，患者のこれまでの経験も含めた"その人"を知る必要があります[4]．患者がどのような状況に置かれているのかを知り，理解することが，患者にとって必要な援助を判断するために必要です[2]．糖尿病の療養指導では，患者との関係性の質を高める「対話」を行う面接技法が求められます[2]．

糖尿病は安静にしていれば治る病気ではないため，患者自身が意欲を持ち，主体的に行動を行うこ

とが治療の一環となります[2]．患者の生活が望ましいようにいかない状況の背景には患者自身の価値観や長年の習慣，さらには人生観との葛藤があります．看護師がよい・悪いと判断することは，ここでは避けましょう．看護師は高齢者本人の生活歴や嗜好など，高齢者の個別の生活背景を十分理解し[5]，現在の血糖コントロール状況についての患者の考えと患者が体験した療養上の葛藤に耳を傾けることが大切です．

　糖尿病患者へのケアを行う場合，治療の柱である食事・運動・薬物療法という視点でその人を知ることは成人と同様です．高齢者の場合は，関係性を成立させるために，まずコミュニケーション能力を確認する必要があります[1]．そして，療養目標を具体的にするため価値観・人生観についても確認し，高齢糖尿病患者である"その人"と同じ目線で療養生活を考えていきます．

1 コミュニケーション能力

　高齢者がしっかり覚醒している状況で，聞こえているか，見えているか，話したことがどの程度伝わっているか，理解できているかといったような患者の反応を確認します[1]．視力・聴力の低下，認知機能障害があるため理解できない場合もあります[4]．

2 食事療法

- 食事に影響する身体的状況を確認します（例：性別，年齢，肥満度，ADL，口腔内の状態〈義歯の有無，痛みなど〉，視覚〈視力・視野・色覚・光覚〉，味覚，嚥下機能障害の有無）．
- 患者自身の嗜好，食習慣，理解力，料理への関心度，実際の摂取量を確認します．
- 医師より処方される食事内容の指示に沿って，バランスのとれた栄養摂取ができているか，患者自身の気持ち・考えを確認します．

3 運動療法

- 運動に影響する身体的状況を確認します（例：続けて歩ける時間〈運動機能〉，性別，年齢，肥満度，ADL，視覚障害，聴覚障害，平衡機能，足の状態〈皮膚の加齢変化，爪変形・肥厚，足の変形〉など）．
- 実際の活動・運動習慣，理解力，運動への関心・価値観，足の痛みを確認します．
- 患者自身が，運動量はどのように血糖に影響していると感じているかを確認します．

4 薬物療法

- 内服・注射に影響する身体的状況を確認します（例：手のしびれ・ふるえ，握力の低下，指先の緻巧性の低下，記憶力，視力・聴力の低下，外出・買い物・調理や金銭管理をしているか〈手段的ADL〉）．
- 実際の内服・注射を行うのに困っていた点はないか，服薬管理の習慣，理解力，飲み忘れ，低血糖症状はないかを確認します．
- 内服・注射を実際にしてもらい，手技を確認します．
- 低血糖の症状・対処方法について知識を確認します．
- 患者自身が薬物療法についてどのように考えているかを確認します（例：注射はしたくない，内服薬を減らしたい，副作用・低血糖の不安など）．
- 患者自身が，内服・注射はどのように血糖に影響していると感じているかを確認します．

5 価値観・人生観について

- 生活するなかで大切にしていることは何か確認してみましょう(例:甘いものを食べている時間,家族と過ごす時間など).
- 人生の目標にしていることは何か確認してみましょう.

高齢糖尿病患者に対する支援

　医療者は高齢者の反応をよく観察し,コミュニケーション能力をアセスメントして適切な対応を行うことや,周囲への理解が得られるように援助していくことが大切です[1].

1 面接の準備・方法

- 教材は,読みやすい文字の大きさで印刷されたものを用意します.
- 明るい環境で,患者にとって声が届く位置に座り,落ち着いてゆっくりと声をかけます[1].
- ゆっくりと大きな声で一言一言に区切って伝え,患者にも話してもらいます[1].
- 患者が話したことを確認すると,患者が話す意欲につながります[1].

2 食事の支援

　糖尿病の負担感のなかでも,高齢糖尿病患者の食事療法に伴う負担感は大きいものです.高齢者の栄養指導の際には心理面での配慮が必要です[3].

　成人と同様に,血糖値・体重・血圧のセルフモニタリングを自宅で定期的に継続することを合わせて行うと効果的です.また,高齢者は機器の活用が困難な患者も多いため,訪問看護やデイサービスなど社会的サポートを活用した測定も有効です.

3 運動の支援

　理想的な運動であっても,高齢者の場合は病態を悪化させてしまうことも考えられます.患者の体力や実生活からかけ離れたものであれば,実践は困難です[3].

　今よりも10分多く身体を動かすことで健康寿命を延ばすことが提唱されています(厚生労働省2013年「健康づくりのための身体活動指針(アクティブガイド)」より).そのため,体力の低下がみられる高齢の患者には,まず日常生活での活動量を増やすよう提案しています.

　筋力トレーニング(レジスタンストレーニング)を市町村の運動教室,フィットネスクラブ,デイケアなどで行います.そのための地域の施設などを紹介し,社会ネットワークやサポートを増やすことも有効です.

4 服薬・注射の支援

- 自身での管理が可能な場合には,服薬・注射とともに血糖・血圧のセルフモニタリングを自宅で定期的に継続することを提案しています.注射を行っている患者には外来受診時に必要性を説明し,注射手技を確認します.
- 自身での管理が困難な場合には,患者の同意を得たうえで家族・介護者の協力がどの程度得られる

表3 非典型的な低血糖症状の例

頭がクラクラする	動作がぎこちない
体がフラフラする	片麻痺
めまい	眠気
脱力感	集中困難
ぼやけて見える	仕事の能率が落ちる
言語不明瞭	気分の症状（混乱，せん妄，意欲低下）

荒木　厚：高齢者における低血糖の問題点とその対策．プラクティス，31:61-68，2014をもとに作成

か確認し，治療計画を共有します．独居で自身での管理が困難な場合には，訪問看護師の協力や訪問薬剤師が対応してくれる地域もあるので，ケアマネジャーとの連携が有効です．

5 低血糖に備えた支援

・高齢者では，介護者にも患者の服薬介助，低血糖・シックデイ時の対応を指導します[1]．介護者へのサポートも必要な場合には，訪問看護の活用を提案しています．
・高齢者の低血糖発作は典型的な自覚症状を欠くことがあり，認知機能低下やうつ状態といった非典型的な症状を呈することもあるため注意を要します[2]．血糖変動とともに，ふだんから表情・姿勢・行動などを注意深く観察することが大切です[4]．
・高齢糖尿病患者への低血糖ケアには，以下の3つのポイントがあります[6]．
　①高齢者に対して，非典型的な低血糖症状についての情報提供を行う．
　②低血糖であった場面を看護師とともに振り返り，確認する．
　③身体の変調と低血糖症状との関連付け支援を，看護師による非典型的な微かな症状の観察・対処を通して行う．
・重症低血糖後や頻回の低血糖，高齢者では以下のような非典型的な低血糖症状（表3）が出現するリスクがあります．症状が微弱であり原因がはっきりとしないために，ブドウ糖を摂ってもらい症状の変化を観察することが有効です[7]．ブドウ糖による症状改善は，低血糖症状であったことを意味します．そのため，あらかじめ高齢糖尿病患者とその家族・介護者に，図4のような資料を用いて指導しています．

6 シックデイに備えた支援

　糖尿病患者が治療中に発熱，下痢，嘔吐をきたし，または食欲不振のため食事ができないときをシックデイとよびます[2]．
　高齢者に行うシックデイ指導は，「①日ごろからの備え」「②体調が悪くなった日の対処方法」に分けて，図5の資料を用いて説明しています．

❶日ごろからの備え

・主治医にシックデイ時に行う注射・血糖降下剤の調節方法を確認しておきます．
・体調を知るためのデバイスを用意します（血糖測定器，体温計，血圧計，尿検査試験紙など）．

図4　低血糖症状の患者指導用資料

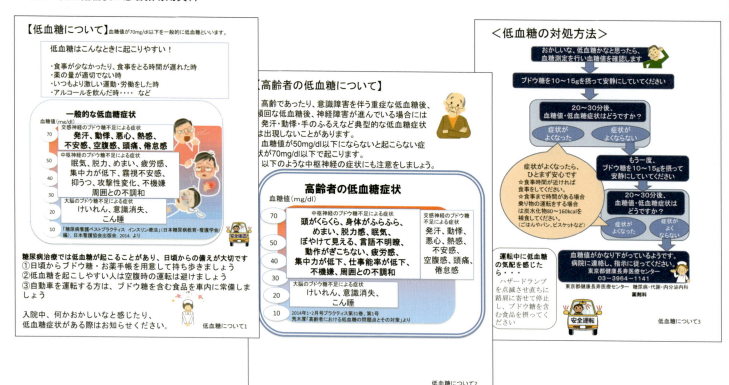

・脱水予防のための水・お茶・スポーツ飲料を用意しておきます．
・緊急時の連絡方法，電話番号を確認しておきます．

❷体調が悪くなった日の対処方法

　高齢者では利尿薬を内服している患者が少なからず存在するうえに，口渇中枢の機能低下がしばしば認められることから脱水になりやすい状態です．実際に，高血糖高浸透圧症候群の多くが高齢2型糖尿病で占められます[8]．「脱水にならないための食事・水分摂取」「病状のこまめなチェック」「医療機関への受診」の3点が重要になります．

7 フットケア指導

　高齢者糖尿病の神経障害は診断が困難なことが多いです．高齢者糖尿病のPADは，感覚の低下，視力障害，易感染性などにより発見が遅れ，重症化しやすい傾向があり，厳重なフットケアが必要です[2]．

　成人と比較すると，高齢者は長年にわたり足に関心を持っておらず，足に対してのセルフケアを提案しただけでは患者自身がケアを行っていくことが困難な場合があります．また，習慣化するまでに繰り返し支援が必要です．

　下記①〜④の段階を踏み支援を行っていきますが，高齢者には，自分の足に他者である看護師も関心を持って大切に扱ってくれるという段階の③が大切です[8]．

　①糖尿病による足への影響を説明します．

PAD：Peripheral Arterial Disease，末梢動脈疾患

図5　シックデイ時の対応に関する患者指導用資料

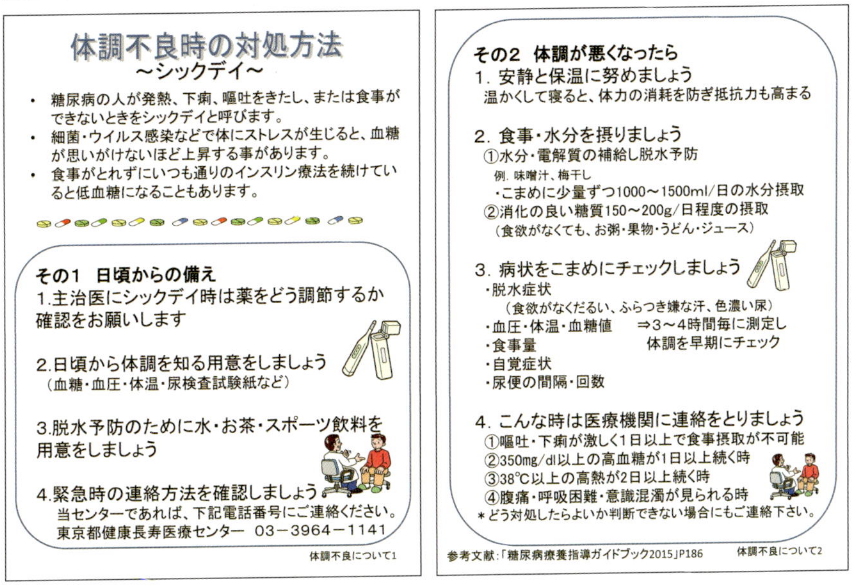
体調不良時の対処方法
～シックデイ～

- 糖尿病の人が発熱、下痢、嘔吐をきたし、または食事ができないときをシックデイと呼びます。
- 細菌・ウイルス感染などで体にストレスが生じると、血糖が思いがけないほど上昇する事があります。
- 食事がとれずにいつも通りのインスリン療法を続けていると低血糖になることもあります。

その1　日頃からの備え

1.主治医にシックデイ時は薬をどう調節するか確認をお願いします

2.日頃から体調を知る用意をしましょう
（血糖・血圧・体温・尿検査試験紙など）

3.脱水予防のために水・お茶・スポーツ飲料を用意をしましょう

4.緊急時の連絡方法を確認しましょう
当センターであれば、下記電話番号にご連絡ください。
東京都健康長寿医療センター　03－3964－1141

体調不良について1

その2　体調が悪くなったら

1. 安静と保温に努めましょう
温かくして寝ると、体力の消耗を防ぎ抵抗力も高まる

2. 食事・水分を摂りましょう
①水分・電解質の補給し脱水予防
例. 味噌汁、梅干し
・こまめに少量ずつ1000～1500ml/日の水分摂取
②消化の良い糖質150～200g/日程度の摂取
（食欲がなくても、お粥・果物・うどん・ジュース）

3. 病状をこまめにチェックしましょう
・脱水症状
（食欲がなくだるい、ふらつき嫌な汗、色濃い尿）
・血圧・体温・血糖値　⇒3～4時間毎に測定し
・食事量　体調を早期にチェック
・自覚症状
・尿便の間隔・回数

4. こんな時は医療機関に連絡をとりましょう
①嘔吐・下痢が激しく1日以上で食事摂取が不可能
②350mg/dl以上の高血糖が1日以上続く時
③38℃以上の高熱が2日以上続く時
④腹痛・呼吸困難・意識混濁が見られる時
＊どう対処したらよいか判断できない場合にもご連絡下さい。

参考文献:「糖尿病療養指導ガイドブック2015」P186　体調不良について2

②まず，患者とともに足を見て，患者に現れている症状を患者と看護師がともに理解します．
③看護師とともにフットケアを行い対処することを通して，セルフケア支援を行います．
④患者自身が日常生活の中でフットケアを行っていきます．

高齢者のセルフケア

疾病や創傷により健康を逸脱した場合や，加齢により身体の機能が低下した場合は，日常生活を適切に送るための行為であるセルフケア活動が行えなくなることがあります．身体機能の低下および行動制限でセルフケアができない場合は，看護師は高齢者の意思に基づき，セルフケアの補助を行います．

高齢者自身がセルフケアの主体となること，可能な限りセルフケアを自分自身で行うことは，高齢者が自分自身をコントロールする感覚を得ることができ，自尊心を保つためにも重要です[1]．

（鹿島田美奈子）

p47～53の引用・参考文献

1) 水谷信子ほか：最新老年看護学．改訂版（水谷信子ほか編），日本看護協会出版会．2011．
2) 日本糖尿病療養指導士認定機構：糖尿病療養指導ガイドブック2015．メディカルレビュー社，2015．
3) 荒木厚：ココに注意！高齢者の糖尿病―老年症候群を考えた治療とQOLを高める療養指導のコツ（荒木厚編），羊土社，2015．
4) 日本糖尿病学会：糖尿病治療ガイド2014-2015（日本糖尿病学会編），p69，文光堂，2014．
5) 鎌田ケイ子：高齢者ケア論．高齢者ケア出版，1999．
6) 鹿島田美奈子：低血糖によるせん妄症状を繰り返した高齢１型糖尿病患者に対する療養支援．日本糖尿病教育・看護学会誌，19：186，2015．
7) 荒木厚：高齢者における低血糖の問題点とその対策．プラクティス，31：61-68，2014．
8) 勝野朋幸ほか：低血糖とシックデイ．ライフステージに応じた糖尿病治療，からだの科学，269：131-137，2011．
9) 村瀬裕子ほか：高齢者糖尿病におけるシックデイ対策．日本臨牀，64(1)，p.124-127，日本臨牀社，2006．
10) 日本糖尿病教育・看護学会：糖尿病看護フットケア技術．第３版（日本糖尿病教育・看護学会編），日本看護協会出版会，2013．

高齢者のよくみる疾患 5 ≫ 精神疾患

おさえておきたい POINT

1. 高齢精神疾患患者の特徴
- 非典型的な症状を呈することがあること,身体合併症や薬剤の影響が精神症状に強い影響を与えること,環境要因に症状が影響を受けやすいこと,認知症をはじめとする脳の器質的な疾患との合併や鑑別が問題となること,などが挙げられます.

2. 高齢精神疾患患者に特有な問題
- 高齢者の精神症状が若年者と比較し,身体症状や環境の影響を受けやすいことは,精神疾患の管理上重要です.

3. 高齢精神疾患患者のケア
- どうしたら安心して日常生活を過ごせるようになるかを毎日チームで検討し,患者の尊厳を守るというケアの姿勢を職員1人ひとりがしっかりと意識し続ける必要があります.

1. 高齢精神疾患患者の特徴

　高齢者もあらゆる精神疾患に罹患します.高齢者に共通する特徴として,若年者と比べて非典型的な症状を呈することがあること,身体合併症や薬剤の影響が精神症状に強い影響を与えること,環境要因に症状が影響を受けやすいこと,認知症をはじめとする脳の器質的な疾患との合併や鑑別が問題となること,などが挙げられます.ここでは,認知症との鑑別に際し留意すべき高齢者の精神疾患「5つのD」(表1)[1]を中心に,成人と比較した場合の特徴を説明します.

表1　初老期・老年期に鑑別を要する病態

認知症	dementia
せん妄	delirium
うつ病	depression
妄想性障害	delusion
薬剤性精神障害	drug-induced

表2　高齢者のうつ病の特徴

- 心気的訴えが多い
- 不安焦燥感が強い例が若年に比べ多い
- 精神運動抑制が比較的軽い
- 抑うつ気分・活動性の低下が顕著に現れない
- 認知機能障害を伴うことが多い（認知症，とくにアルツハイマー病と混同されやすい）
- 仮性認知症を示すことがある
- 妄想を抱きやすい
- 脳の器質的変化を合併することが多い
- 希死念慮を抱きやすい

高齢者の精神疾患「5つのD」の特徴

1 認知症

　認知症は高齢者に多い疾患です．高齢者の認知症の原因疾患はアルツハイマー型認知症が5～6割といちばん多く，血管性認知症，レビー小体型認知症がこれに続き，この3疾患で高齢の認知症の原因の90％を占めます．高齢者の認知症と若年性認知症の原因疾患の比較を図1に示しておきます．

2 うつ病

　うつ病は気分の落ち込みや悲観と，物事への興味や楽しいという感覚の低下，意欲低下，食欲低下，不眠などが出現する疾患ですが，高齢者では若年者と比較して，表2のような特徴があります．一見落ち込んでいないように見えるよく話す方や，体の訴えに終始して気分について全く訴えない方もいます．また，うつ病であたかも認知症のように見える状態を「仮性認知症」といいますが，仮性認知症を呈した患者はその後認知症に移行する場合も少なくありません．うつ病は抗うつ薬を中心とした適切な治療で改善しうる疾患なので，うつ病が疑われる場合はうつ病の治療が優先されます．

3 せん妄

　高齢者では若年者と比べせん妄を起こしやすいです．米国精神医学会のせん妄ガイドラインでは入院患者におけるせん妄の有病率は10～30％，高齢者では10～40％としています[2]．高齢者では，せん妄か認知症かうつ病か，の鑑別は専門医でもむずかしいことが多く，三者の症状が混在しているケースもまれではありません．詳細は第2章「認知症なのか，加齢・せん妄・うつ病なのか判断しにくい」（p92）をご覧ください．高齢者のせん妄では若年者に比べ多要因であることが多く，また遷延しやすいという特徴があります．

図1　認知症の原因疾患

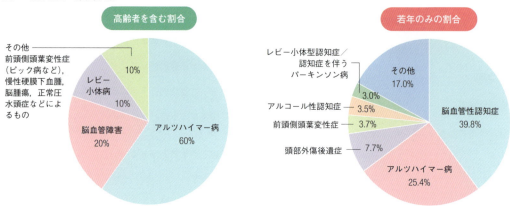

以下の文献のもとに作成
・東京都健康長寿医療センター研究所 自立促進と介護予防研究チーム監：認知症は誰でもかかる可能性のある身近な病気です．知って安心認知症．p.2，東京都福祉保健局高齢社会対策部在宅支援課認知症支援係，2015
・厚生労働省：調査結果概要．若年性認知症の実態等に関する調査結果の概要及び厚生労働省の若年性認知症対策について，2009

4 妄想性障害

　妄想性障害とは妄想を主症状とし，統合失調症のような思考障害や生活障害が目立たないという疾患です．妄想内容は被害的な内容の妄想（「電波で攻撃されている」「隣に嫌がらせされている」など）が多いですが，被愛妄想や誇大妄想などあらゆる妄想が出現しえます．若年の統合失調症患者の妄想に比べて，妄想の主題が卑近で日常生活に密接に関連していることが多いのが高齢者の妄想性障害の特徴です．また，聴力障害，視力障害などの感覚障害や社会的孤立との関連も指摘されています．妄想と共存し社会的な問題も生じていない場合はあえて治療の対象としない場合もあります．医療者として妄想を持つ患者に接した場合，妄想内容を肯定する必要はありませんが，頭ごなしに否定せず，患者が妄想で困っていたら気持ちのつらさに支持的な対応をするのが望ましいです．

5 薬剤性精神障害

　高齢者の精神症状を見た場合，薬剤による影響を必ず考えなければいけません．認知症のBPSDでも同様です．高齢者では若年者に比べ薬剤の副作用が出やすいため，若年者では問題とならないような量の薬剤で副作用をきたすことがあります．向精神薬などの脳に直接作用する薬剤だけでなく，オピオイド，ステロイド，抗コリン薬や抗ヒスタミン薬などには注意が必要です．

そのほかの精神疾患の特徴

1 心気障害，身体表現性障害

　身体的な愁訴にこだわり，不安を呈する高齢者は少なくありません．その陰にうつ病が隠れていることもありますが，心気障害や身体表現性障害といったいわゆる神経症の患者も存在します．患者の

愁訴に対して「身体的な病気ではない」という医学的な説明をするだけでなく，不安に寄り添う姿勢も必要です．高齢者では身体的不調への不安は若年者より切実です．また，家族がいなかったり，社会とのつながりが少ない高齢者では孤独になりやすく，より不安が強くなります．治療論になりますが，介護保険サービスやインフォーマルなサポート体制の利用で，本人が孤独にならない方法を検討することも必要です．

2 アルコール依存症／乱用

定年退職などのライフスタイルの変化や病苦などのストレスから飲酒パターンが変化したり，加齢や身体合併症のためアルコールの代謝が悪くなったり，認知症のため飲酒行動が制御できなくなったりといった理由で，高齢になってからアルコール問題が現れることがあります．高齢でも適切な治療で回復は可能ですので，専門科へ受診を勧めることが大切です．

3 そのほか

発達障害や精神遅滞は小児期の疾患ですが，診断されずに高齢になり，保護者がいなくなったり，身体疾患のため医療機関に受診したりで初めて問題が顕在化することもあります．認知症との鑑別が問題となるケースもありますが，小児期を含めてこれまでの経過を把握している者がいないと診断はむずかしいです．パーソナリティー障害や摂食障害の高齢者もいますが，高齢まで生存できている場合，重症例は少ないと考えられます．統合失調症患者が高齢者になっても認知症を合併しなければ症状自体は若年者と大きく変わりません．

（古田 光）

2. 高齢精神疾患患者に特有の問題

高齢者の精神疾患の管理で留意すべきことの多くは，身体疾患の管理と同様です．加齢による身体機能低下，肝腎機能の低下による薬剤の代謝の低下，種々の身体疾患の合併と身体疾患の治療薬が多薬処方されている可能性が高いこと，疾患だけを見るのでなく患者を総合的に評価し対応していく必要があること，などです．高齢者の精神症状は若年者と比較し，身体症状や環境の影響を受けやすいことは，精神疾患の管理上重要です．また，非認知症高齢者もいずれ認知症を発症しうること，などに留意します．なにより，高齢者と接するときは，人生の先輩に対するわけですから，本人の尊厳に配慮した対応が必要です．

身体の脆弱性や薬剤の副作用の出やすさ

　加齢により視力障害や聴力障害などの感覚障害が生じます．疼痛や整形外科疾患，脳血管障害などによる歩行障害など，ADL低下があることも珍しくありません．認知症でなくとも若いころに比べて，とっさの対応や判断力の低下，理解力の低下が生じます．加齢とともに肝機能，腎機能，心機能など内臓の機能も低下していきます．その結果，薬剤の副作用が若年に比べ出やすいです．新たな精神症状が出現した際は，同様の副作用の報告がない例でも薬剤の影響を検討します．また，身体的不調のサインとして精神症状が出現することもありますし，せん妄が合併している場合もありますので，もともと精神疾患がある患者でも，精神症状の変化を見た場合は身体的問題がないか注意が必要です．

　また，高齢者では身体の予備能が低下しているため，精神的不調でしばらく歩かないだけで歩行障害が出現し遷延したり，経口摂取ができないと容易に強い脱水を呈したり，痩せてしまい嚥下が困難になったりします．高齢者に精神疾患が発症すると，それまで保てていた生活が一気に維持できなくなる可能性がありますので，時期を逃さない早急な対応が必要です．

心理社会的アプローチ

　高齢者特有の心理に理解が必要です．老いとは衰退喪失の時期で，身体面も認知面も徐々に衰え適応能力も低下します．親しい友人や家族との別れ，社会的役割の喪失も避けて通れません．能力の低下に伴い不本意であっても他者に依存せねばならなくなりますが，それは高齢者にとって心理的苦痛を伴うことを理解する必要があります[3]．

　精神症状発現の際は，変調のきっかけとなるような出来事がないかよく聴取することが大切です．第3者から見ると些細なことでも，ご本人にとっては大きな出来事のことがあります．ご本人の人となり，どのような人生を送ってきたか，どのようなことが好きか，どのような性格であったのか，など情報は多ければ多いほうが，治療的アプローチに役立ちます．高齢者の生きてきた社会的な背景を知っていると理解がより深まるでしょう．

　高齢者では，医療機関に遠慮し不調を言わない方もいますし，逆に抑えが利かずに些細なことで受診を繰り返す方もいます．医療機関で問題となりやすいのは後者ですが，どちらも医療だけで解決困難ですので，介護，福祉との連携が重要になります．関係者が連携して，患者のサポート体制を構築していきます．方向性としては，孤立した状況があれば改善し，ご本人が自己充実感を持てるような体制を作るのが基本となるでしょう．ただし，環境調整を行う際には，援助者側のよいと思うことを一方的に押しつけるのではなく，ご本人の気持ちに沿った調整を行わねばなりません．身近にキーパーソンとなるべき身内がいない高齢者も増えていきます．認知症患者に限らず，高齢者を地域で支えることが大切です．

治療のゴール

精神疾患の治療目標は，精神症状を緩和し本人にとって質の高い生活を送れるようにすることです．若年の精神疾患患者の場合は復学や復職を目指しますし，それが無理なら作業所通所などで社会参加を試みます．高齢者の場合，再就労が目的となることは多くありませんが，精神症状が緩和されれば自宅閉居でよい，というわけではありません．他者との交流，社会参加，なんらかの役割を持つことなどを通して，本人が充実した生活を送ることを治療の目標とすべきです．認知症では失われた機能を元に戻すことはむずかしいですし，そのほかの精神疾患でも症状の改善が十分にできない場合があります．治療によりよくなる部分とそうでない部分を見極めたうえで，ちょうどよい着地点を探していくことになります．「10年前の元気な状態に戻る」といった到底無理なことがご本人やご家族の目標になってしまっていると，現状をいつまでも受け入れられず心理的苦痛が長引いてしまいます．ご本人・ご家族の話をよく聞いて，「今」と老いていく「これから」を受容する過程に寄り添うことが求められます．

(古田 光)

p54〜59の引用・参考文献
1) 日本認知症学会編：認知症テキストブック．p158，中外医学社，2008．
2) 米国精神医学会：せん妄．医学書院，2000．
3) 黒川由紀子ほか：老年臨床心理学．有斐閣，2005．

3. 高齢精神疾患患者のケア

　ここでは，高齢精神疾患患者のケアについて，当科（東京都健康長寿医療センター精神科）で行われている実際の看護ケアもふまえて解説します．

　当科は，10対1の看護加算を算定する精神科病床で，精神科領域では急性期の看護を提供しています．患者の平均年齢は約80歳と多くは後期高齢者の方々です．入院している患者の半数以上は認知症という診断がつき，なんらかの認知機能障害を有しています．認知症に次いで多いのがうつ病や躁うつ病などの気分障害です．認知症患者とうつ病患者，そして，認知機能障害はないけれど，妄想や幻覚を主症状として日常生活に支障をきたしている妄想性障害の患者が同じ環境で治療を受けながら，療養しています．

　私たちは，それらの疾患で苦しんでいるご本人と同時に，ご家族などケアにかかわる人たちがどうしたら安心して日常生活を過ごせるようになるかを毎日チームで検討しています．対応がむずかしいと考えられている患者をいかに大切にして，満足していただけるケアを提供できるかは，今後も進展する高齢社会においてとても重要なことです．とくに精神科領域においては，人権を守ることは使命

でもあります．患者の尊厳を守るというケアの姿勢を職員1人ひとりがしっかりと意識し続ける必要があります．

認知症患者のケア

1 適切な治療やケアを受けることで，人生の質をも左右する

　認知症には，4大認知症といわれている，アルツハイマー型認知症（AD），レビー小体型認知症（DLB），前頭側頭葉変性症（FTLD），脳血管性認知症（VD），そしてそれらが混合している混合型認知症があります．ほかにも認知症の原因疾患は多岐にわたります．

　それぞれの特徴を理解して，個別的な対応をとることが重要ですが，ケアの原則として私たちが心掛けたいことについて考えてみました．第2章の「不穏のある高齢者を拘束せずにケアすることがむずかしい」（p95）でも述べていますが，認知症の症状は患者に大きな不安を感じさせます．漠然とした不安が毎日の生活の中で積み重なり，周囲の人の対応によっては，その不安は大きくも小さくもなります．かかわり方を間違えて，ネガティブなサインが伝わると，私たちの提供するケアが患者にとっては恐怖と感じさせてしまうことも考えられます．認知症とは，患者やケアする人を困らせる怖い病気と考えるのではなく，ほかの体の病気と同じように，誰もがかかる可能性があり，適切な治療やケアを受けることで，人生の質をも左右するのだと考えてケアに臨みたいものです．

2 カンファレンスなどで思いを打ち明けることも必要

　認知症には，中核症状と周辺症状（BPSD）があります．中核症状の代表的な症状に記憶障害があります．「ごはんを食べてない」と言ったり，トイレに行ったばかりなのに，「トイレに連れて行ってください」と言われることは，認知症の方のケアに携わる多くの皆さんが経験されていると思います．病気だとわかっていても，同じことを何度も答えることにうんざりしたり，いらいらするといった陰性感情を抱くこともあるかもしれません．

　しかし，私たちは専門職業人として仕事をしています．そのような陰性感情は，患者のケアの場面ではできるだけ表出しないようにしたいものです．さりとて，実際に感じた気持ちをなかったことにするのは精神衛生上よくありませんので，チームでのカンファレンスや，職員間での会話の場面で思いを打ち明けることも必要かもしれません．

3 人としての尊厳を守るという姿勢を忘れずに

　それでも，冒頭で申し上げたように，苦しんでいるのは患者本人であること，その家族はどのような気持ちでいるのか，人としての尊厳を守るという姿勢を忘れずに最善のケアについて話し合っていきたいものです．認知症の方は，不安や混乱など大きなストレスを抱えています．自分がこうなったらということを想像してみましょう．認知症の周辺症状（BPSD）には原因があります．対応する側からすると「困った行動」や「不可解な行動」と感じられる行動ですが，本人は周囲を困らせようとしてやっているわけではありません．その行動の理由や背景がわかれば，対応のしかたも理解できる可能性があります．

うつ病,気分障害の患者のケア

1 身体症状が前面に出てくることが少なくない

　高齢者のうつ状態は,抑うつ気分の著しさが目立たないこともあり,不眠や倦怠感,食欲不振,めまいなどの身体症状が前面に出てくることが少なくありません.身体症状として,口の中の違和感を訴えることもあり,「食事がまずい」「口の中がにがい」など,何度も歯磨きやうがいをし続けることもあります.また,集中力の低下や記銘力低下を引き起こすこともあり,「何もできなくなっちゃった.わからなくなっちゃった」といった言葉と自発性の低下によって,生活行動がとりにくくなることなどから,認知症と間違われやすくなることもあります.「自分が悪いことをしてきたからだ」といった自責の念や,「罪を犯したから,警察につかまる」などの罪業妄想が出現することもあります.実際には生活にゆとりがある金銭状態であっても,「お金が全然なくなっちゃった」という貧困妄想などによって,不安や焦燥感から,そわそわしてじっとしていることができなくなり,廊下に立ち尽くしたり,部屋とトイレを何度も往復することもあります.患者にとっては絶望感を感じ,生きているのもつらくなるような体験です.

2 重度のうつ病から昏迷状態にいたることもある

　うつ病が重度になると,日常生活動作の自立していた人が,起き上がれなくなり失禁となり,食事を受けつけることができなくなるなどを経て,意志発動が全く停止してしまう昏迷状態にいたることもあります.その前段階には亜昏迷状態がありますが,日常生活全般にわたる支援と,栄養状態や全身状態の注意深い観察が必要です.不動の状態は廃用症候群を招き,血栓塞栓症などのリスクも考えられることから,長時間の同一体位は避けるように,患者の負担にならない範囲で立つことや,下肢を動かすような機会が予防ケアになります.

3 うつ病の急性期には心身の休息が重要となる

　うつ病の急性期には,心身の休息が重要です.気分には日内変動がみられることもあります.安易に病棟の日課のアクティビティケアに誘うことは控え,本人のペースで行動できるように配慮します.不安や焦りには,共感し,安易に励ますことはせず,安心して休養できるように療養環境を整えます.内服治療では,効果を認められない場合に電気痙攣療法の適応になることもありますが,多くの患者は2剤,3剤と薬物調整が行われます.治療の効果には時間がかかることもあるので,あせらないように,治療過程を理解しながら服薬ができるようなアドヒアランス(治療者と信頼関係を築きながら処方された薬を飲むという概念)も大切にする必要があります.うつ病は,認知症と異なり,適切な治療によって多くの方の症状がゆっくりと回復していきます.しかし,反復性うつ病という診断もある通り,うつ状態は数か月から数年単位で再燃することもあるので,薬剤に頼るだけではなく,生活背景やライフイベントなどについても知り,ケアに活かせるとよいでしょう.

4 回復期には無理をしないように見守る

　回復期には徐々に活動範囲が広がりますが,早くよくなりたいとの思いが出てきますが,焦らず,無理をしないように見守る必要があります.また,回復期に自殺の危険性が高くなるともいわれてい

ます．自殺企図を入院前に起こしていた患者は，入院初期から自殺を予防する対策と情報共有を十分に行いますが，うつ病からの回復期にも，内面で抱えるつらさや悲観など，表出しきれない思いを察し，本人の負担を強めない距離感で安全を確保できるように見守ります．退院後の生活など，予期できる不安に対しては，本人の意思を尊重しながら解決策を提案するなど，退院の支援も行っています．

妄想性障害の患者のケア

1 幻覚妄想によって身体合併症をきたすこともある

現実ではないことを信じ込んでしまうことを妄想といいますが，とくに幻視や幻聴は，現実以上のリアリティを感じることが多く，患者本人にとっては訂正不能な事実であると認識しています．幻覚妄想にもさまざまな個々によって異なる知覚や体験があります．ほとんどの患者は認知機能に障害は認めず，「ベランダに穴がたくさん空いているから，水がもれていく」，「壁にも穴が空いていて，ふさがないと自分の考えが伝わってしまう」とか「サイバー攻撃を受ける」などと言い，穴をふさごうと懸命になる，黒いものが虫に見え，「指の爪のあいだからも黒い虫がでてくる」と，殺虫剤を大量に買い込んでまく方もおられました．また，音楽が聴こえてきて，時には大音量となるために，自宅や施設の居心地が悪くなることや，警察や近隣に苦情を言いにいくこともあります．1人暮らしの女性が，お金を近所の人に狙われているからと，コインランドリーに隠そうとしたこともあり，地域包括の職員によって妄想に気づかれたケースもありました．

これらの幻覚妄想は，入院という環境の変化のみで症状が消失することもありますし，薬物療法で軽減することもあります．私たちにとっては，現実には考えにくい内容であっても，本人にとっては不快な内容であることが多く，患者によっては食欲や活動意欲・体力が低下することで，脱水や肺炎などの身体合併症をきたすおそれもあります．

2 落ち着きを取り戻せるようなかかわりが必要

かかわり方としては，本人の困難を想像する姿勢で話を聞き，強く否定せずに適度に受け入れつつ，ゆっくりと現実や日課を案内するなど，幻覚妄想からひと時でも気分転換できるとよいでしょう．患者の心理的な側面に配慮し，患者のおかれた不安定な感情に対して，落ち着きを取り戻せるようなかかわりが必要です．生活上の支障や困難，混乱にいたっていないかを，病歴や生活歴，妄想の出現の経緯などをていねいに情報収集し，信頼関係を築きながら，本来の日常生活の遂行が可能かどうかを慎重に見極めながら，退院に向けた支援を行います．

*

いずれの患者も，高齢者の特徴を理解しながら，心理的な側面のみならず，身体的な変化にも注意が必要です．薬剤による影響，たとえば過鎮静や薬剤性のパーキンソニズム（歩幅が狭くなる・手が震える・手足がかたくなるなど），高熱を出すなどの悪性症候群の出現のおそれがあり，薬剤の服用による，効果や副作用にも注意深く観察を行い，記録に残し，医師にタイムリーに報告・相談することも重要です．

治療やケアのプロセスで可能な限り，家族の理解を確認していくことも必要です．長期的な療養生

活の見立てや，終末期のケアについて考えることの支援もできるだけ早期から行えることが理想であると考えます．

　私たちの病棟では，2014年の秋に認知症ケアメソッドであるユマニチュード®を看護師全員で学びました．ユマニチュード®はフランスで考案された，包括的コミュニケーションに基づいたケア技法です．人とは何か，ケアする人とは何かといった哲学から，ケアメソッドである，4つの柱（みる・話す・触れる・立つ）と5つのステップ（出会いのステップ・ケアのステップ・知覚の連結・感情の固定・再会の約束）についてなど，認知症の方へのかかわり方や実践方法をチームで学んだことで，できるだけ強制的なケアを行わず，認知症の方との絆を大切にしたアプローチ方法を工夫しています．私たちはケアという仕事をしなくてはいけない存在ですが，ユマニチュード®を学んだことで，私たちのケアはすこしずつ変わってきました．ケアとは主に患者の回復を支えることであると認識し，ケアの多くの場面で患者の機能を引き出すように，立つ時間を短時間ずつでも持てるように，身体拘束はこれまで以上に最小化を目指しています．そして，患者や家族と信頼関係を築きながら，医師，臨床心理士，薬剤師，精神保健福祉士など多職種と協働するチーム医療を大切にした，ケアの実践を積み重ねています．

（木村陽子）

p59〜63の引用・参考文献
1) 新井平伊：認知症ケアのコツがわかる本．学研パブリッシング，2013．
2) 清水祐子：コミュニケーションからはじまる認知症ケアブック．学習研究社，2008．
3) 武井麻子：精神看護学（精神看護の基礎）．第3版，医学書院，2009．
4) 本田美和子，イヴ・ジネスト，ロゼット・マレスコッティ：ユマニチュード入門．医学書院，2014．
5) 山田律子ほか：生活機能からみた老年看護過程＋病態・生活機能関連図．医学書院，2008．

第1章・高齢者の疾病管理

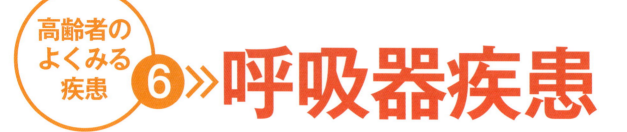

高齢者のよくみる疾患 6 ≫ **呼吸器疾患**

おさえておきたい POINT

1. 高齢呼吸器疾患患者の特徴
- 高齢者の呼吸器疾患の症状は非常にわかりづらく，ほかの疾患・病態と密接にかかわりがあるため，呼吸器疾患だけに目を向けていると思わぬ形で足元をすくわれ，解決の糸口さえつかめないことがあります．

2. 高齢呼吸器疾患患者に特有の問題
- ADLを保持するため呼吸器リハビリを早期から行い，口腔内保清や予防接種などで肺炎予防を行うことが大切です．

3. 高齢呼吸器疾患患者のケア
- 典型的な呼吸器症状が出現しにくいため，全身症状を観察することが重要となり，また疾患だけにとらわれない精神的サポートを行うことが大切です．

1. 高齢呼吸器疾患患者の特徴

症状が非常にわかりづらい

　高齢呼吸器疾患患者には病態ごとに特徴がありますが，第1に挙げられるのは症状が非常にわかりづらいという点です．

　昔，William Osler（ウイリアム・オスラー）という人が「肺炎は老人の友」と述べていますが，高齢者は常に肺炎と背中合わせの生活を送っています．肺機能や気道の線毛運動，免疫機能が低下しているためウイルスや細菌に対する抵抗力がそもそも弱いというのがその1つの理由です．また，咳反射・嚥下反射が低下し（図1）[1]，とくに夜間を中心として口腔内の分泌物が気道に垂れ流され，口腔内の微生物による感染を受けやすくなるというのがもう1つの理由です．これを「不顕性誤嚥」といいます．「不

図1 嚥下反射は低下している

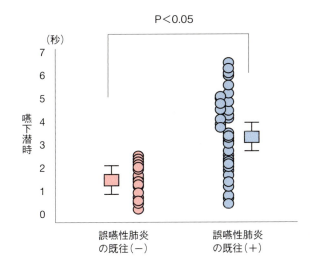

（誤嚥性肺炎の既往がある患者は嚥下誘発潜時が短く，嚥下誘発閾値は上昇している）
寺本信嗣ほか：嚥下機能スクリーニングとしての簡易嚥下誘発試験の有用性．日本呼吸器学会誌，37（6）：468，1999．より転載，一部改変

顕性」というぐらいですから，誤嚥を繰り返しているかどうか傍目には全くわかりません．発熱や膿性喀痰，呼吸困難といった症状が出現するころにはすでに重症であることも多く経験されます．さらに，症状を自ら適切に訴えられないことも多く，これがまた肺炎の発見を遅らせる原因になっています．食欲がおちた，なんとなく元気がなくなった，言っていることの辻褄が合わなくなった，失禁していた，といった症状が唯一の症状ということすらあります．

ほかの疾患と密接にかかわりがある

　第2の特徴として挙げられるのは，ほかの疾患・病態と密接にかかわりがあるということです．呼吸器疾患だけに目を向けていると思わぬ形で足元をすくわれ，解決の糸口さえつかめないことがあります．

1 睡眠呼吸障害

　高齢者では成人と比較して睡眠呼吸障害の頻度がきわめて高く，4人に1人が睡眠呼吸障害を有するとされています．睡眠時無呼吸は肥満者にみられるものという認識の読者が多いと思いますが，実は高齢者では肥満がないことも多いのです．
　成人と異なり，夜間のいびきや無呼吸を指摘された，という訴えはほとんど聞かれません．夜間頻尿，胸やけや胸痛，頭痛やうつ症状，降圧薬でコントロールすることが困難な高血圧がある場合は，睡眠時無呼吸の存在を疑う必要があります．
　夜間頻尿が睡眠時無呼吸の症状だというのは，とても意外に思うかもしれませんが，夜間に無呼吸になる人では，ヒトA型ナトリウム利尿ペプチドの産生が亢進して夜中に尿がたくさん作られるのです．

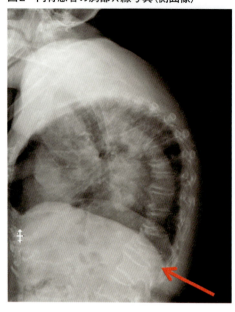

図2 円背患者の胸部X線写真(側面像)

円背患者は横隔膜が伸展し,胸郭も前後方向に拡大している.呼吸機能検査では拘束性換気障害を呈する.矢印の部位に圧迫骨折がみられる.

閉塞性無呼吸による過剰な胸腔内陰圧は胃内容物の逆流を生じさせます.胃食道逆流を連想させる胸焼けや胸痛は,睡眠時無呼吸が原因かもしれません.

高齢者では睡眠障害の訴えが多く聞かれ,安易に睡眠薬が処方される傾向にあります.睡眠時無呼吸があると深睡眠が得られないために夜間の中途覚醒や日中の活動性低下を招きます.こうした症状が,睡眠障害やうつと判断されてしまうこともあります.そんなとき睡眠薬や抗うつ薬が処方されてしまうと最悪です.こうした薬剤によって無呼吸が悪化してしまうからです.

2 骨粗鬆症

骨粗鬆症は高齢になるほど頻度が高く,80歳を超える女性ではほぼ必発です.骨粗鬆症の患者は,椎体圧迫骨折による円背を認めることが多く,このため,胸郭の拡張,横隔膜の収縮が妨げられます.肺活量,一回換気量が減少し,酸素は足りているのにいつも呼吸が苦しい,という症状を訴えることになります(**図2**).重篤な場合,肺自体に全く異常がないのに,低酸素血症・高炭酸ガス血症をきたすことがあり,症例によっては在宅酸素療法や在宅人工呼吸療法を必要とすることがあります.

3 COPD

「たばこ病」としても知られる,COPD (Chronic Obstructive Pulmonary Disease:慢性閉塞性肺疾患)は,肺が壊れてすかすかになり,労作時に著明な息切れを呈する疾患です.しかし,COPDの患者では多くの併存症があることに注意が必要です.最も注意しなければならないのは,心血管系の合併症が隠れていることがある,という点です.COPDは重症なほど動脈硬化が進んでいるといわれ,COPD患者の4人に1人が心血管系合併症により命を落とします.呼吸困難といえばCOPDの症状と考えが

図3 COPDの患者は認知機能が低下していることが多い

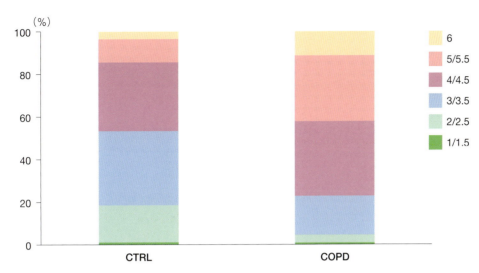

COPD患者では，中等度以上の認知機能低下（図の4以上）と判断される患者が多い．
Igor G, et al.: Arch Intern Med, 142, 1470-1476, 1982. をもとに作成

ちですが，注意して問診すると実は労作性狭心症が隠れていたというケースを頻繁に経験します．

　COPDは骨粗鬆症を合併しやすいことも知られています．「やせ」の傾向があるほど骨密度が少なく，COPD患者の低栄養状態と骨粗鬆症とのあいだに密接な関連があるのではないか，と考えられています．COPDでは認知機能が障害されており，とくに低酸素血症のあるCOPD患者では，実に3/4でなんらかの認知機能障害を伴い，およそ半数は中等症以上の認知機能障害を有するとされています（**図3**）[2]．認知機能が障害された，喫煙歴のある高齢者においては，COPDの存在を念頭に置く必要があるといえるでしょう．

　また，COPD患者のおよそ20〜40％にうつを合併するといわれています．うつ症状があると，生活の質が低下し，急性増悪の頻度が増えて生存率も低下してしまうのです[3,4]．

（山本 寛）

2. 高齢呼吸器疾患患者に特有の問題

病状改善と同時にADL保持が重要となる

　まず，高齢者の場合は病状改善を図ると同時に自立を目指した取り組みを行うことが重要です．たとえば肺炎の患者であれば，ADLを保持するための坐位保持訓練や歩行訓練，排痰法の指導を含めた呼吸器リハビリを早期から行うとよいでしょう．肺炎予防には口腔内保清が最も有効であり，口腔内保清の方法をご本人，ご家族の生活サイクルに配慮しながら提案していくようにします．インフルエンザワクチンは禁忌がない限りは毎年忘れず接種させるようにしましょう．肺炎球菌ワクチンについても，高齢者の肺炎発症と死亡の抑制効果が報告されており，接種が勧められます（図4）[5]．

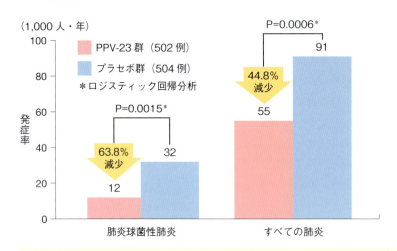

図4　肺炎球菌ワクチンの肺炎予防効果

試験デザイン：多施設二重盲検ランダム化プラセボ対照試験
対象：国内高齢者施設に入所中の高齢者1,006例
試験期間：2006年3月～09年3月
方法：23価肺炎球菌多糖体ワクチンまたはプラセボを接種後，肺炎球菌性肺炎の発症，すべての肺炎の発症，肺炎球菌性肺炎による死亡率などについて検討

（1006名の施設入所高齢者に対する23価肺炎球菌莢膜ポリサッカライドワクチンとプラセボを比較した無作為化比較試験で，全肺炎，肺炎球菌性肺炎，肺炎球菌性肺炎による死亡の抑制効果が報告されている．）
Maruyama T, et al.: BMJ, 2010, 340, c1004. より引用

不要な薬剤を服用している場合がある

　高齢者には多くの疾患が併存しており，薬剤数がその分多くなりがちです．複数の医療機関を受診している方もいて，同じような作用機序の薬剤や，互いに相互作用のある薬剤を服用しているケースも多いと思います．5種類以上の薬剤を服用しているようであれば，不要な薬剤はないか，検討が必要です．

1 総合感冒薬や抗ヒスタミン薬，抗コリン薬

　高齢者では総合感冒薬や抗ヒスタミン薬，抗コリン薬が処方されるケースもありますが，この場合，口腔内分泌の減少による口腔内雑菌の繁殖が問題になります．口腔内の衛生環境が悪いと肺炎に罹患しやすくなるので，肺炎予防の観点からは避けたい処方ということになります．これら抗コリン作用のある薬剤は認知機能に悪影響を与え，せん妄の原因ともなります．

2 睡眠薬

　また，高齢者で睡眠薬を処方されるケースは多いと思いますが，睡眠薬の多くは睡眠中の嚥下反射を低下させるため，不顕性誤嚥による肺炎になりやすくなるので注意が必要です．睡眠薬もせん妄の原因となりやすいので，その意味でも注意が必要です．

3 チオトロピウム

　併存症の関係で服薬に注意が必要な薬剤が多いのも特徴です．たとえば，チオトロピウムは吸入製剤のため全身的有害事象が生じにくいとされていますが，すでに尿閉のある症例には禁忌ですし，緑内障の患者にも，症状を増悪させる危険があるため禁忌となっています．

4 短時間作用型 β_2 刺激薬

　サルブタモール，プロカテロールなどの短時間作用型 β_2 刺激薬は動悸，血圧上昇，低カリウム血症などの有害事象が生じうるため，頻回の使用を避けるよう注意する必要があります．キサンチン製剤は抗炎症作用が期待でき，とくに運動耐容能の改善が得られやすいことが知られていますが，振戦や動悸，悪心・食欲不振などの有害事象や，他薬剤との相互作用が問題となりやすいため，少なくとも高齢者に対する単薬での治療は避けるべきと考えます．

5 利尿薬

　慢性呼吸不全患者の右心不全に対し，少量の利尿薬やジギタリス製剤が処方されているケースをみかけますが，その有効性を支持するデータはありません．高齢者の場合，利尿薬による脱水や電解質異常が起立性低血圧・筋力低下・意識障害などによる転倒・骨折のリスクを高める可能性があります．転倒による骨折は高齢者のADLを低下させ予後も悪化させる重要な因子です．また，利尿薬の投与は気道分泌物の粘稠度増加や代謝性アルカローシスをきたし，換気不全を増悪させる可能性もあります．ジギタリスは中毒のリスクが高く慎重な投与が必要です．

図5 吸入補助具（スペーサー）

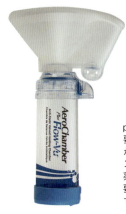

pMDI製剤は押下操作と吸気を合わせる必要があるため，高齢者にはむずかしいことがある．エアロチャンバー®プラスはチャンバー内に薬剤を噴霧し，チャンバー内の薬剤を吸入すればよいので，吸気同調が不要で，副作用も軽減できる．マスクタイプ，マウスピースタイプがある．

画像提供：株式会社アムコ

吸入薬を用いても効果が得られない場合がある

　高齢者の場合，吸入薬を用いても効果が得られない場合があります．その場合，吸入コンプライアンスの低下や無効な吸入手技を疑ってみましょう．とくにドライパウダー製剤では適切な吸気流速が得られず，薬剤の有効な肺内到達が得られないことがあります．その場合，定量噴霧吸入薬（pMDI製剤）に切り替えることを考慮します．

　ただしpMDI製剤の場合は吸気に同調した薬剤噴霧がむずかしいという，別の問題も生じやすいので，この場合は患者本人ではなく，介護者に吸入介助をしていただいたり，取り扱いを容易にした吸入補助具（スペーサー）を使用したりすることも考慮が必要です（**図5**）．認知機能の低下やうつ症状のため吸入のコンプライアンスが低下したり，円背・上肢の筋力低下・手指巧緻動作困難により吸入手技が不安定になったりすることも多いのですが，吸入操作を定期的に確認し，継続困難な場合には吸入薬を中止するか，1日1回の吸入製剤に変更して介護者がいる時間帯に確実に吸入していただくという選択肢もあります．

〈山本 寛〉

---

p64〜70の引用・参考文献

1) 寺本信嗣ほか：嚥下機能スクリーニングとしての簡易嚥下誘発試験（simple swallowing provocation test）の有用性. 日呼吸会誌，37: 466-470, 1999.
2) Igor G, et al.: Neuropsychologic findings in hypoxemic chronic obstructive pulmonary disease. Arch Intern Med, 142, 1470-1476, 1982.
3) Gudmundsson G, et al.: Depression, anxiety and health status after hospitalization for COPD: a multicentre study in the Nordic countries. Respir Med, 100, 87-93, 2006.
4) Hajiro T, et al.: Stages of disease severity after factors that affect the health status of patients with chronic obstructive pulmonary disease. Respir Med, 94, 841-846, 2000.
5) Maruyama T, et al.: Efficacy of 23-valent pneumococcal vaccine in preventing pneumonia and improving survival in nursing home residents, double blind, randomised and placebo controlled trial, BMJ, 2010, 340, c1004.

3. 高齢呼吸器疾患患者のケア

全身症状を観察することが重要

　高齢者が罹患しやすい呼吸器疾患として，誤嚥性肺炎，慢性閉塞性肺疾患（COPD：Chronic Obstructive Pulmonary Disease），間質性肺炎，睡眠時無呼吸症候群などがあります．これらに共通するのは「典型的な呼吸器症状が出現しにくい」「出現した頃には重症化している」ということです．重症肺炎で緊急入院になった患者の家族は口を揃えて「昨日まではふつうにごはんを食べ，歩いていました」というのです．だからこそ，呼吸器疾患＝呼吸苦，咳，痰と思わず，高齢者においては全身症状を観察することが重要となってきます．

◪ 「昨日と比べて変化がないか」を観察

　呼吸は生命をつかさどる重要な器官であり，そこが障害されるということは全身に影響が及ぶということをイメージし，高齢者ではそれが顕著だということを知っておく必要があります．血圧の上昇，頻脈や不整脈の出現，血糖値の変動，せん妄の発症，胃部不快感，意識レベルの変化など，一見呼吸器疾患とは関係ない症状が出現してきます．また，辻褄の合わない言動，易怒性，うつ的症状，排泄状況の変化（失禁・頻尿），摂食状況の変化（摂取量減少，摂取にかかる時間の増加）など，精神面や日常生活面での変化をとらえることも重要です．それらを発見するには，患者のベッドサイドに足繁く通い，「昨日と比べて変化がないか」を会話の中や，患者の表情・言動内容から観察していきましょう（図6）．
　患者の日常生活の様子をいちばん知っている家族から，ふだんの様子と現在の様子に大きな差異がないか情報収集することも1つの手です．

図6　患者と会話をしながら，いつもと変化している点がないか観察する

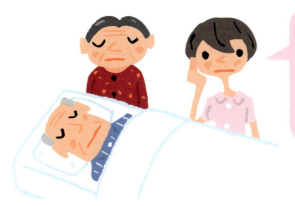

いつもより元気がないみたいだ．今日はトイレに行っているところを見かけないな．奥さんがいつも用意してくれるおやつにも手をつけていないし．熱や咳，痰は出ていないようだけど…

図7　呼吸器疾患患者の健康管理支援

```
呼吸器疾患の患者が入院
        ▼
自宅での様子や，現在使用中の薬剤や持参薬の内容を確認
（本人との確認が困難であれば，家族に確認）
        ▼
以前と比べ，健康管理が困難になってきていないか評価する
        ▼
医師や薬剤師に相談をし，患者に適した管理方法を検討する
        ▼
患者や家族に指導をする
その結果を看護サマリーでケアマネージャーや訪問看護師などに申し送る
```

2 安静度拡大を段階的に計画

　悪化の手立てを知ることは，逆に改善の徴候を知る手立てともなります．高齢者の長期臥床はさまざまな弊害をもたらしますので，改善がみられ始めた段階で安静度拡大を医師に相談していきます．排泄を例に挙げると，ベッド上→端坐位で尿器使用→ポータブルトイレ使用→車椅子に乗車しトイレに行くなど段階的に計画し，呼吸への負荷を徐々にかける中で日常生活動作（ADL：activity of daily life）の再獲得を目指していきます．

3 患者の健康管理能力を評価し，継続的なケアにつなげていく

　また，完全に治癒することのない呼吸器疾患を抱えながら生活をする高齢者は数多くおり，吸入薬やステロイドの継続内服，在宅酸素療法（HOT：home oxygen therapy）などが必要となってくるケースもあります．しかし，高齢になると複雑な健康管理は困難をきたし，誤って薬剤や酸素を過量投与してしまい，かえって疾患を悪化させてしまうことがあります．入院中に薬剤師と協働して服薬指導を（できれば家族も交えて）していくことが必要です．吸入補助器具の推奨や，扱いやすい薬剤への変更，必要最低限の内服薬への調整や薬を一包化する方法などがあります．患者の健康管理能力を評価した結果を医師に報告し，患者に適した管理内容を相談していくとよいでしょう．退院時には看護サマリーで地域支援者に申し送りをし，継続的なケアにつなげていくことも大切です（図7）．

表1　呼吸器疾患を抱える患者・家族への長期的支援

長期的経過をたどる呼吸器疾患
（肺がん・COPD・間質性肺炎・繰り返す誤嚥性肺炎）
ケアのポイント

ポイント1	ポイント2	ポイント3
繰り返す入院の中での信頼関係の構築	医師の病状説明に看護師も同席し，疾患に対する理解度や想い・望む治療を知る	呼吸苦などのつらい症状が悪化する前に緩和策を講じる

高齢者だからこその長い経過での支援

1 QOLを維持する方法を考えていく

　健康管理に努めていたとしても，疾患の進行を食い止めることが困難となる時期は必ず訪れます．高齢者は複数の疾患を抱えていることが多く，それらが相互に影響し合い，呼吸器的症状に特化しない多様な症状を呈します．エンドステージの状態をイメージできるように支援し，生活の質（QOL：quality of life）を維持する方法を考えていく必要があります．

2 疾患だけにとらわれない精神的サポートを行うことが大切

　高齢であるがゆえに積極的治療継続が困難という状況は，がんばって治療を続けてきた患者と家族にとってはつらい事実だと考えられます．そして，命を維持するための呼吸が障害されることは，本人はもちろんのこと，傍目でみている家族にとっても非常に苦しい状況です．そのことを理解し，苦痛症状を緩和して安楽に過ごせるよう援助し，生活の機能を維持するために社会資源の活用を提案するなど，高齢者だからこそ支援できることは数多くあります．入退院を繰り返すことは高齢者の特徴であり，入院の度に患者・家族との信頼関係を積み重ね，疾患だけにとらわれない精神的サポートを行うことが大切です（**表1**）．

（西川つぐみ）

p71～73の引用・参考文献
　1）巽浩一郎ほか：病気が見えるvol.4 呼吸器．第2版，メディックメディア，2013．

第2章

よく出合う問題と対応

- ≫ 症状が出にくい ……………………… p.76
- ≫ 複数の疾患を持っている ……………… p.87
- ≫ 不穏/認知症がある …………………… p.92
- ≫ かかりやすい症状/現象がある ……… p.101
- ≫ 高齢者特有の倫理問題がある ………… p.111

心不全の増悪に気がつきにくい

ここに困っている！ >>> 症状が出にくい

なぜ気がつきにくい？
- 高齢者の心不全患者は慢性腎臓病や糖尿病，貧血，COPDなどを併存することが多く，認知機能の低下も加わり，症状や経過が典型的ではないためです．

もっと"いい"方法はこれ！
- 「夜間，横になって眠ることができなくなったらすぐに受診する」（起坐呼吸の発見）など，早期に対応する大切さを，具体的に患者や家族に指導していきます．

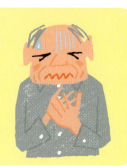

心不全の増悪因子と症状例

心不全は，虚血性心疾患や高血圧，心筋症など器質的心疾患の終末像といわれています．

とくに高齢者は，加齢に伴って①心筋の肥大，②弁膜やその周囲組織の変性や石灰化，③刺激伝導系の変性による不整脈の出現，④冠動脈硬化による心筋虚血などから心不全を有病し，入退院を繰り返すことが多くなります．

心不全の増悪因子として，塩分・水分制限の不徹底，治療薬服用などの不徹底や感染症，不整脈，心筋虚血，高血圧などがあります．そのなかでも，呼吸器感染症を契機に心不全が増悪することもあります．

また，高齢者の心不全患者では慢性腎臓病や糖尿病，貧血，慢性閉塞性肺疾患（COPD）など他疾患を併存することも多く，さらに認知機能の低下も加わり，症状や経過が典型的ではなく，わかりづらいことがあります．高齢者の心不全増悪の症状の具体例と，それぞれの指導法を表1に挙げます．

心不全増悪による入院の多くは予防可能といわれています．患者だけでなく，家族また在宅ケアにかかわるすべての人に指導をしていく必要があります．症状出現の早期に受診することにより，入院期間が短くなり，患者のQOLの維持につながると考えます．

（鉄谷祥子）

表1 高齢者の心不全増悪の症状例と具体的な指導法

症状	具体的な指導法
① 下肢の浮腫が出現していても，心不全が増悪していることに気づかない	下肢に直接触れて圧痕を確認することがむずかしいため，「靴下のゴムの後がつく」「靴がきつい」など具体例を用いて説明する
② 夜間呼吸困難が出現していても，「そういえば，ここ2〜3日，夜になると苦しくなっていた．少しすればよくなるので，様子をみていました」	夜間，横になって眠ることができなかったら，すぐに受診することを説明する
③ 「外来の予約日がすぐだったので，我慢していました」	我慢せずに電話で状況を説明するだけでもよいことを指導する．また，土日は病院が休みだと思っている患者もいるため，いつでも電話相談をしてよいことを伝える
④ 「風邪気味だった」	高齢者の場合は，免疫抵抗力も低下しているため，風邪だと思っていても重症化しやすいことを説明し，近医でもよいので受診することを指導する
⑤ 「食欲がなかった」（右心不全症状）	食欲がないことも心不全の症状の1つであることを指導する

引用・参考文献
1) 眞茅みゆきほか編：心不全ケア教本．メディカル・サイエンス・インターナショナル，2012．

COPD：chronic obstructive pulmonary disease，慢性閉塞性肺疾患

慢性硬膜下血腫に気がつきにくい

なぜ気がつきにくい？

- 軽い衝撃でも発症するため，外傷を受けたことを覚えていないことが多く，また，認知症と似た症状を呈することがあり，単に認知症が進んだと見過ごされてしまうためです．

もっと"いい"方法はこれ！

- 物忘れが頻繁になったり，認知症症状の急激な進行がみられたら，慢性硬膜下血腫の可能性も考慮しましょう．高齢によるふらつきで転倒を繰り返す患者も多いため，入院中，また退院後も転倒予防に努めます．

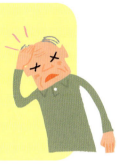

慢性硬膜下血腫とは

　脳の頭蓋骨のすぐ内側には硬膜という膜があります．この硬膜の内側に数週間〜数か月かかってじわじわと出血が起こり，血液の塊（血腫）ができた状態を「慢性硬膜下血腫」といいます（図1）．

　頭部になんらかの衝撃や振動などを受けることで発症し，棚やドアなどへの軽い頭部打撲や，尻もちをついただけでも起こることがあります．

慢性硬膜下血腫の症状

①血腫の増大につれ症状が表出

　硬膜の内側に血液や髄液がほんの少したまった程度では無症状の場合がほとんどですが，血腫が大きくなるとしだいに脳を圧迫し，さまざまな症状が現れます．左右どちらかの片側に血腫ができることが多いですが，両側性の場合もあります．

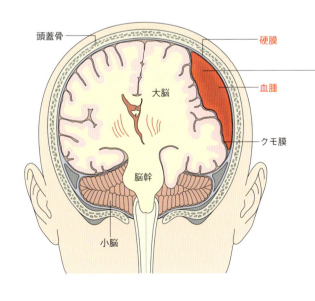

図1　慢性硬膜下血腫のメカニズム

- 硬膜の内側に数週間〜数か月かかってじわじわと出血が起こり，血腫ができた状態を慢性硬膜下血腫という
- 原因となる受傷は軽度のことが多いが，頭蓋内の血腫が大きくなると，しだいに脳を圧迫してさまざまな症状が現れる

図2　高齢者にみられる慢性硬膜下血腫の主な症状

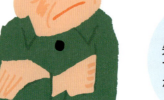

- 高齢者では，もともとある脳萎縮により頭蓋内圧亢進症状は少ない

②若年者と高齢者の症状の違い

慢性硬膜下血腫の発症は「60歳以上」「男性」「アルコール多飲者」に多いといわれていますが，女性や子どもにも起こり得ます．

具体的な症状として，若年者では主に頭痛，悪心・嘔吐を中心とした頭蓋内圧亢進症状，加えて片麻痺，失語症を中心とした症状がみられます．

一方，高齢者では，もともとある脳萎縮により頭蓋内圧亢進症状は少なく，認知症などの精神症状，失禁，片麻痺（歩行障害）などが主な症状としてみられます（図2）．

高齢者が慢性硬膜下血腫に気づきにくい理由

①頭を打ったことを覚えていない

高齢者ではバランス感覚の衰えなどで転倒しやすくなり，また空間認識能力の低下により頭を打ちやすい状態になっています．

そのような状況のなかで，たとえば棚やドアへの頭部打撲を起こしたとしても，高齢者の多くは「いつ頭を打ったかな？」と本人も家族も忘れていたり，「思い当たることがない」ということもあります．しかも，頭部に衝撃を受けてからしばらくは本人も違和感を覚えにくいため，気がつかないうちに症状がゆっくりと進行してしまいます．

②認知症の症状と見誤ってしまう

高齢者の場合，慢性硬膜下血腫が原因で認知症と同じ症状を引き起こします．「最近，物忘れがひどくなった」と本人や周囲が気づいても，「年齢的なことが原因だろう」と思ったり，元から認知症がある患者では，単に「認知症が進行した」と見過ごされることも少なくありません．

そのため，物忘れが頻繁になったり，急激な認知症症状の進行がみられた場合には，慢性硬膜下血腫を疑い，その可能性があるならば早期に受診することが必要です．

入院中〜退院時の注意点は

慢性硬膜下血腫は脳自体に障害はなく，圧迫により機能が障害されているため，圧迫が解除されれば症状は改善されます．後遺症は比較的少なく，元の元気な状態への回復が可能です．

こうした状況の変化を見逃さないためにも，入院後は，自宅にいた際と違う状態はないか，意識レベルの変化，麻痺などが進行していないかといった看護師の観察が重要になります．

高齢によりふらつきがあり，転倒を繰り返している患者も多くいるため，入院中はもちろん，退院後の生活でも注意が必要です．退院時に，家族や周囲の人に協力を得られるよう説明します．

（石井沙織）

肺炎になっても症状が著明でなく気がつきにくい

なぜ気がつきにくい？

■高齢者は生理機能が低下しており，咳嗽・喀痰・発熱などの典型的な症状が出現しないことが多く，認知症を合併していると，自発性の低下から訴えも乏しくなるためです．

看護ができる予防と対応

■口腔内の誤嚥性肺炎の予防に注目してみましょう．清潔に保つことや，頭側を少し高くして休むといった誤嚥防止の工夫を伝えるなど，具体的な情報提供を行いましょう．

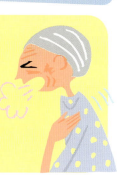

高齢者の肺炎の特徴

　肺炎は日本人の死因において，悪性新生物・心疾患に継ぎ第3位となっており，年間約12万人もの人が肺炎で亡くなっています．そのうち65歳以上の高齢者が90％以上を占めており，肺炎による死亡率は年齢とともに高くなる傾向がみられます．高齢者は体力や免疫機能の低下に伴い肺炎に感染しやすく，また，糖尿病・心疾患・慢性呼吸器疾患などの既往疾患を合併していることも多く，これらも重症化の原因となります．

　そして高齢者は生理機能も低下しているため，咳嗽・喀痰・発熱などの典型的な症状が出現しないことが多く，肺炎発見の遅れにつながることが多くあります．さらに認知症を合併している場合には，自発性の低下から訴えも乏しくなり発見が遅れます．倦怠感・食欲不振・意識障害などを主訴に来院し，各検査の結果で肺炎が診断されることが多くあります（表1）．

表1　高齢者の肺炎の原因

- 加齢（鈍麻，遅延）
- 低栄養
- 免疫不全（肺炎を予防する免疫力とは：免疫力と心の問題，免疫力と栄養の問題）
- 咳嗽反射の減弱
- 気管支粘膜絨毛運動の減弱
- 粘液の減少（副作用）
- 誤嚥（唾液，食物）

誤嚥性肺炎と予防

　肺炎は数多くの病原体が原因となり，そのなかで最も多いのは肺炎球菌によるもので，院外で発生した肺炎の約3割を占めます．肺炎球菌に対するワクチンは高齢者を対象に公費負担で接種することが可能なため，必要に応じて主治医に相談するとよいでしょう．

　また，誤嚥性肺炎にも注意が必要です．気管支にウイルスなどの異物が侵入すると気管支の絨毛が動き異物を除去しますが，高齢者はもともと肺に慢性の病気や，喫煙歴を持つ人が多く，この絨毛運動が低下するため肺炎を起こします．脳卒中やパーキンソン病などの患者では，嚥下障害により誤嚥してしまうことがあります．咳嗽反射も乏しく気がつかないうちに誤嚥が認められることがあり，注意が必要です．嚥下機能に合わせた食事形態の選択や，トロミ剤の使用が誤嚥予防につながります．また，就寝中に唾液や食べ物の残りが気管内に入り肺炎になることがあります．これを予防するためにも，口腔内の清潔を保つことや頭側を少し高くして休むなどの工夫が必要です．

　高齢者の肺炎を防ぐには，患者本人や介護者が小さな変化に気がつき，早期に対応することが重要です．そのためにも看護師は高齢者の肺炎に関する情報の提供を行い，教育的なかかわりを持っていくことが大切です．

（岩淵あかね）

認知症や,認知力が低下している患者の疼痛レベルが把握しにくい

なぜ把握しにくい?

■ 認知力の低下などにより,自分で痛みを表現できない場合も多く,また一般的に使用されているさまざまなペインスケールは主観によるものなので,患者の状態によっては正しく評価できないことがあるためです.

もっと"いい"方法はこれ!

■ 海外の認知症の苦痛評価表「PAINAD」などの非言語的サインによる評価を用い,ふだんから患者のサインを見逃さないようにするとよいでしょう.

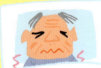

痛みの定義

国際疼痛学会は「痛み」とは「実質的・潜在的な組織損傷に結びつく,あるいはそのような損傷を表す言葉を使って述べられる不快な感覚体験および感情体験であり,常に主観的なものである」と定義しています.

痛みの原因の評価と痛みの評価とは

痛みは,①痛みの原因の評価と②痛みの評価,の包括的な評価が必要です.①痛みの原因の評価は身体所見や画像所見による客観的なデータですが,②痛みの評価は,"日常生活への影響""痛みのパターン""痛みの強さ"など,患者の主観的な体験を知ることが必要です.たとえば"痛みの強さ"はNRS(Nonverbal Rating Scale)やFS(Face Scale)などのペインスケールを使用し患者の主観を数値により可視化しています.

個別性に応じた評価が必要

しかし,高齢者は認知力の低下などにより自分で痛みを表現できない場合も多く,一般的に使用されているさまざまなペインスケールは患者の状態によっては正しく評価できないこともあり,重度の認知症など言語による痛みの表現が困難な場合は,非言語的サインによる評価が必要となります.

入院前から患者のことを知っている家族など身近な人は,ふだんと違う患者のサインを敏感にキャッチし,患者の苦痛の代弁ができます.しかし,医療者が患者の入院前の日常生活を十分に把握するには限界があり,患者が痛みなどの苦痛を抱えているのか評価がむずかしいこともあります.

患者の家族や地域でケアに参加していたスタッフなど,入院前の体調のよいときにかかわっていた人から情報収集するなど,小さなサインを見落とさないためには患者の個別性に応じた評価が必要となります.

PAINADとは

海外では,認知症患者やコミュニケーション能力に障害がある患者の痛みの評価のために用いる,観察式スケールが開発されています.たとえば表1の「PAINAD」はアメリカで開発された認知症患者の観察式スケールです.5項目を0~2点の3段階で評価します.今後,日本語版における有効性の検証が必要ですが,これらの評価枠組みを参考にして,ふだんから患者と接している看護師だからこそ発せられるサインを見逃さないことが,症状マネジメントにおける看護師の重要な役割となります.

「痛みの増悪因子と緩和因子」を評価する

また痛みの評価の際には,図1の「痛みの増悪因子と緩和因子」を評価することも必要となります.観察式スケールで患者に苦痛が生じていると評価した場合,痛みの増強因

子を評価すると苦痛緩和のケアにつながります．患者にとって安心できる環境であるのか，生理的欲求が充足されているのかなど，患者自身が苦痛を表出できない場合は周囲がふだんと違うサインを敏感にキャッチすることからケアが始まります．反対に痛みの緩和因子をケアに組み込むことは非薬物療法として苦痛緩和に有効です．

（古井奈美）

引用・参考文献
1) 平原佐斗司：高齢者の緩和ケア．チャレンジ！非がん疾患の緩和ケア，p.68-69，南山堂，2011．
2) 林ゑり子：臨床への適用と私の使い方．緩和ケア，21(8月増刊号)：79，2011．
3) 日本緩和医療学会：がん疼痛の薬物療法に関するガイドライン．金原出版，2014．

表1　PAINAD (Pain Assessment in Advanced Dementia)

段階	0	1	2 (点)
呼吸（非発声時）	正常	随時の努力性呼吸 短期間の過換気	雑音の多い努力性呼吸 長期の過換気 チェーン・ストークス呼吸
ネガティブな喘鳴（発声）	なし	随時のうめき声 ネガティブで批判的な内容の小声での話	繰り返す困らせる大声 大声でうめき苦しむ 泣く
顔の表情	微笑んでいる 無表情	悲しい 怯えている 不機嫌な顔	顔をゆがめている
ボディランゲージ	リラックスしている	緊張している 苦しむ 行ったり来たりする そわそわしている	剛直 握ったこぶし 引き上げた膝 引っぱる 押しのける 殴りかかる
慰めやすさ	慰める必要なし	声掛けや接触で気をそらせる，安心する	慰めたり，気をそらしたり，安心させたりできない

平原佐斗司：高齢者の緩和ケア．チャレンジ！非がん疾患の緩和ケア，p.68-69，南山堂，2011．より引用

図1　痛みの増悪因子と緩和因子

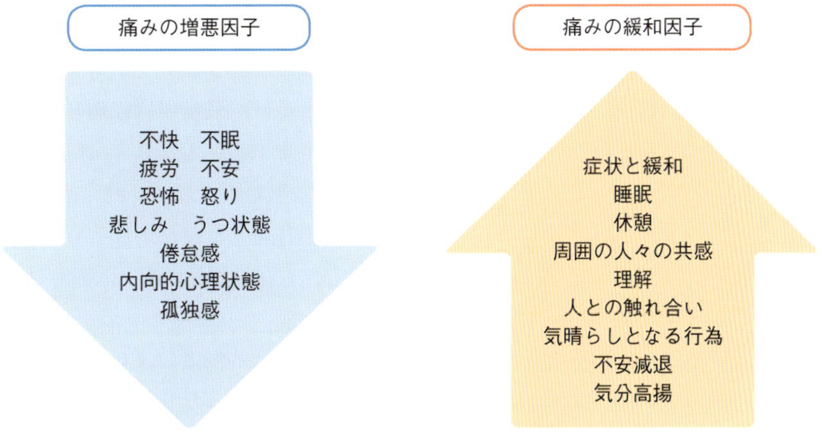

痛みの増悪因子
不快　不眠
疲労　不安
恐怖　怒り
悲しみ　うつ状態
倦怠感
内向的心理状態
孤独感

痛みの緩和因子
症状と緩和
睡眠
休憩
周囲の人々の共感
理解
人との触れ合い
気晴らしとなる行為
不安減退
気分高揚

林ゑり子：臨床への適応と私の使い方．緩和ケア，21(8月増刊号)：79．2011．より引用

骨折したことに気がつきにくい

なぜ気がつきにくい？

- 骨粗鬆症が原因で軽く尻もちをついた程度で骨折しやすいうえ，また，痛みの感覚や認知機能の低下により自身の痛みや異常を知らせにくくなるためです．

もっと"いい"方法はこれ！

- 骨折したときの症状として，皮下出血・腫れ・変形の有無をチェックしましょう．また，原因となる骨粗鬆症の予防や，骨折を予防するための環境整備を行うことも重要です．

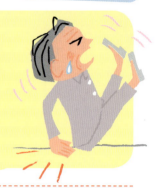

高齢者の骨折の特徴

若い人では骨折しやすい部位について特定できませんが，高齢者では転倒によってわずかな外力で骨折を起こしやすい部位があります（表1）．高齢者が骨折すると，元のADLに戻るために時間を要します．ほとんどの場合，高齢者は転倒することでADLが低下し，肺炎や褥瘡，認知力の低下など，さまざまな合併症を引き起こすおそれがあります．そのため，環境整備などを実施し，骨折を予防することはとても重要です．

高齢者が骨折に気づきにくい理由

高齢者の身体的特徴には，表2のようなものがあります．高齢者が骨折したことに気づきにくい理由には大きく分けて3つあります．

①骨粗鬆症

骨粗鬆症とは骨がスカスカになって骨折しやすくなる病気です．その原因として，骨代謝が加齢により減少することが挙げられます．その症状は男性に比べて女性のほうが顕著です．女性は更年期になると閉経し，ホルモンバランスが大きく変化します．エストロゲンなどの女性ホルモンの分泌が減少したことが原因で，骨代謝が減少し骨密度が急激に低下します．その結果，女性では50代後半，男性では70代以降に増加します．75歳になると，女性の約50％，男性の約20％が骨粗鬆症になります．

転倒したり，尻もちをつくなどのきっかけがあれば本人も気づきやすいですが，骨粗鬆症が原因で起こる場合では，転倒しなくても，軽く尻もちをついたり，強めの咳をしただけでも骨折してしまうことがあります．また，本人も家族も，「転倒していないから骨折なんてしていないだろう」と思い，腰痛があっても我慢し，自力では起きられなくなり，動けなくなってから受診して腰椎圧迫骨折と診断されるケースなどもみられます．骨粗鬆症の予防には，表3のようなものがあります．

②感覚が鈍い，症状が軽い

加齢により筋肉が減少し，神経伝達も鈍くなる結果，感覚も低下します．また高齢者は些細な衝撃でも骨折をしてしまい，骨についている筋肉も細くて弱いため，骨折のズレが少なく周囲の筋肉なども傷まない結果，動かしてもそれほど痛くないということがあります．苦痛が少ないのはよいことのように思えますが，骨折に気づくのが遅れ，体動により骨折部のずれを生じ，治療に時間を要する結果になることがあります．

たとえば，散歩中に転倒し，痛みはあったが何とか自力で自宅まで歩いて帰り，「骨折していたらもっと痛いはず，歩けないはず」と思い，動くと痛みはあったが様子を見ていて，翌日痛みと腫れがひどくなり歩行困難となったため受診し，大腿骨頸部骨折と診断されるケースなどがあります．

③認知症

認知症は高齢者に多い疾患の1つです．最近の出来事を思い出せなかったり，同じ質問を繰り返すことが多くなったりします．

表1 高齢者の転倒と骨折部位

尻もちをつく →	腰椎圧迫骨折
横方向への転倒 →	大腿骨頸部骨折
肩や肘や手をつき転倒 →	上腕骨近位端骨折
手をついて転倒 →	橈骨遠位端骨折

表2 高齢者の身体的特徴

- 予備能力の低下
- 内部環境の恒常性維持機能の低下
- 複数の病気や症状を持っている
- 症状が非定型である
- 現疾患と関連のない合併症を起こしやすい
- 感覚機能の低下

表3 骨粗鬆症の予防

1 バランスのよい食事	カルシウム,ビタミンD,ビタミンK,タンパク質を摂取する
2 日光に当たる	日光に当たることで体内でも合成されるビタミンDはカルシウムの吸収を高める作用がある
3 運動	骨も皮膚と同じように新陳代謝があり,新しい骨細胞が古い骨細胞に絶えず入れ替わる.運動は骨密度を高めるために有効

表4 高齢者の骨折の症状

皮下出血	折れた骨が周囲の組織を傷つけ,皮下出血する.赤みを帯びた紫・青・黒で骨折した部位周辺にみられるが,時間とともに重力で血液が下がってくるため骨折部位よりも下にあざができているようにみえる
腫れ	折れた骨によって傷んだ周辺の骨や組織が炎症を起こしたり,多量に出血したりすることが原因.骨折直後から腫れ始め,とくに3日間はひどく腫れる
変形	体の部位が不自然な箇所で曲がっている,ゆがんでいることがある

　認知機能が低下することで,転んでいてもその事実を報告できなかったり,自分の身体の異常を知らせることが困難だったりします.

　たとえば,転倒したところを家族は見ておらず,本人も転倒したことを覚えていないケースでは,いつもよりも不機嫌であまり動きたがらなく,起こそうとすると強い痛みを訴えたため大腿部を見ると腫れていたため受診した結果,大腿骨頸部骨折と診断されました.

　そのため介護者の観察が重要になってきます.骨折をすると表4のような症状が出てきます.そのほかにも,不機嫌になる,怒る,自動的な動きでは痛みがないのに他動的に動かされると痛みを訴える,といったこともあるので,ふだんと違う行動や反応のときには注意が必要です.

（町田あかね）

脱水や熱中症の症状に気がつきにくい

なぜ気がつきにくい？

■ 高齢者では気温の変化に対する体内のセンサーも鈍くなっており，自覚症状があまり出ないことがあります．また，訴えがなく，客観的な症状をとらえにくく，見逃しやすくなります．

看護ができる予防と対応

■ 医師の指示のもと，水分管理を工夫してみましょう．輸液の管理とバイタルサイン，症状の観察を行い，患者の基礎疾患に合わせて医師の指示を確認し，水分管理を行うとよいでしょう．

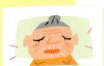

高齢者の脱水や熱中症は年々増加傾向

高齢者の脱水や熱中症は，身体的特徴や環境から年々増加の傾向にあります．以下の特徴を理解しケアをしましょう．

①体内水分量の低下

体に占める水分は年齢によって変わります．生まれたときは体重の80％が水分ですが，それ以降は年を重ねるにつれて水分量が減少し，成人になると水分量は60％ほどになり，高齢者になると50％ほどにまで低下します．体内の水分である体液は細胞内液が3分の2，細胞外液が3分の1の割合になっており，高齢者では細胞内液の減少が顕著となります．これは加齢に伴い基礎代謝が低下し，代謝によって生成される水分が減少されるためです．

②水分摂取量の低下

口渇中枢の低下により，のどの渇きを感じにくく補水量が少なくなります．また，排泄機能の低下（頻尿や尿漏れ）に加え，身体機能が低下（膝や腰の痛み・歩行障害）することで補水を控えてしまう傾向にあります．

③体温調節機能の低下

発汗機能（汗の気化によって体表温を下げる），心機能（体内の熱を血流にのせて体表に運ぶ），腎機能（尿中の水分を再吸収し体内水分量を保つ，尿を排泄し熱を逃がす）などが低下し，体温調節がむずかしくなります．

④暑さに対する感受性の低下

若年者に比べ暑熱環境を不快と感じなくなり，エアコンの使用も避ける傾向にあります．暑い夏の室内に一日中いると，室温は徐々に上昇するため暑さも感じにくくなります．

⑤住居環境

高齢者は老夫婦や独居が多く，家族と同居であっても昼間は1人で過ごす場合もあります．体調の変化があってから発見までの遅れにつながる生活環境にあります．

いったんかかると重症化しやすい

以上のことに加え，脱水や熱中症になっていても本人にあまり自覚症状がない，あるいは自覚があいまい，寝たきりや認知症では症状を自分で訴えられないこともあります．客観的に皮膚や粘膜の症状から把握することはむずかしく，脱水に気づくのが遅れ，意識障害や発熱などの症状が出てから緊急で搬送されてくる事例も少なくありません．

脱水による血液の濃縮が起こることにより，脳血管障害，虚血性心疾患といった高齢者の急死の主な原因となる疾患を誘発する可能性もあります．認識の遅れ，発見の遅れ，そして応急処置の遅れが重症化につながっています．かかりやすいだけでなく，いったんかかると重症化しやすく，死亡にいたるのも高齢者が中心です．

具体的な看護ケアの工夫（表1）

看護ケアとしては，まず意識レベルとバイタルサイン，症状と皮膚の状態の観察，輸液の管理と排泄状況を継続的に行います．基礎疾患に合わせて医師の指示を確認し，水

表1　脱水症の看護

治療	観察	ケア
補液の管理 救急処置への対応 検査への対応	意識レベル 認知症，せん妄の有無 バイタルサイン（体重・尿比重を含む） 水分出納バランス 随伴症状の有無と程度 皮膚の状態 検査の結果 実施している治療内容・効果・副作用 症状・検査・治療に対する患者や家族の反応	体温調整の援助 安全に対する援助 （転倒・転落，ルート自己抜去など） 誤嚥予防 排泄の援助 皮膚・粘膜の保護 精神面への援助 褥瘡予防

分管理を行います．

　水分の補給により急速に意識が回復し，ベッドから転落してしまった事例もあります．高齢者は脱水であることに加えて，環境の変化や長時間の持続点滴による苦痛などから，せん妄を発症する事例もよくみられます．危険予知と安全管理も重要です．

　経口摂取が可能であれば，早めに輸液量を減少できるか，医師に確認します．このとき，水分でむせてしまう場合は誤嚥性肺炎の危険があります．誤嚥防止のため，嚥下状態を十分に観察し，水分にとろみをつけるなど，嚥下状態に合わせた食事にします．また，排泄介助に対する遠慮から水分を控えることのないよう配慮と水分の必要性を指導します．

（藤﨑寿美恵）

食前の血糖値が低いのに低血糖症状が出ない

なぜ気がつきにくい？

- 典型的な低血糖の症状である自律神経症状が出現せずに中枢神経症状がみられたり，また，低血糖による異常行動は認知症と間違われやすいためです．

もっと"いい"方法はこれ！

- 血糖変動とともに，ふだんから患者の表情・姿勢・行動などを注意深く観察し，低血糖状態を少しでも短時間にすることを目標に対処するとよいでしょう．

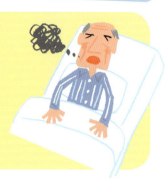

低血糖症状とは

　高齢者の場合には，典型的な低血糖症状が起こらないことがあり，**表1**のような軽微で非典型的な症状が起きていないか観察する必要があります．

1 一般的な低血糖

　血糖値が70mg/dL以下になると，生体は初期反応として自律神経の交感神経系を介して血糖値を上昇させようとし，典型的な低血糖症状である「自律神経症状」（冷汗・不安感・手指振戦・顔面蒼白・動悸など）が出現します．血糖値がさらに低下し，50mg/dL以下の中等度の低血糖になると，中枢神経のブドウ糖不足が起こり，「中枢神経症状」（頭痛・目のかすみ・動作緩慢・集中力低下などを訴え，意識障害・異常行動・けいれんがみられ昏睡にいたる）が出現します[1]．

2 高齢者の低血糖

　高齢者は，中等度の低血糖である中枢神経症状が，自律神経症状が起こるのとほぼ同程度の血糖値で起こり[2]，典型的な低血糖症状である自律神経症状が出現しないようにみえることもあります．そのため，**表1**の症状が観察された場合にも低血糖を疑い，血糖測定を行うことが必要です．

　高齢者の低血糖による異常行動は認知症と間違われやすいため，血糖変動とともにふだんから表情・姿勢・行動などを注意深く観察することが大切です[3]．

低血糖による影響

　低血糖の発症は，認知機能低下・認知症・転倒・転倒骨折・うつ・QOL低下，そして，心血管疾患・脳卒中の発症の危険因子となります[2]．そのため，低血糖状態を少しでも短時間にすることを目的に対処する必要があります．

　高齢者自身でも，低血糖の自覚が困難であることが多いです[4]．血糖値が低下したときに，実際にどのような症状が起きたのかを振り返り，そのときに自覚した症状を高齢者から引き出し，今後，同様の症状が起きたときには低血糖として対応できるよう支援することが大切です．

（鹿島田美奈子）

表1　高齢者で注意すべき低血糖症状

頭がふらふらする，身体がふらふらする，脱力感，めまい，目がぼーっとする，しゃべりにくい，動作がぎこちない，意欲が低下している，不穏，せん妄など

日本糖尿病療養指導士認定機構編：糖尿病療養指導ガイドブック2013-糖尿病療養指導士の学習目標と課題．p.26-70，メディカルレビュー社，2013．をもとに作成

引用・参考文献

1) 日本糖尿病療養指導士認定機構編：糖尿病療養指導ガイドブック2013-糖尿病療養指導士の学習目標と課題．p.69-70，メディカルレビュー社，2013．
2) 荒木厚：高齢者における低血糖の問題点とその対策．プラクティス，31(1)：61-68，2014．
3) 日本糖尿病学会編：糖尿病治療ガイド2012-2013．p.69，文光堂，2012．
4) 日本糖尿病学会編：科学的根拠に基づく糖尿病診療ガイドライン2010．p.221，南江堂，2010．

ここに困っている！>>> 複数の疾患を持っている

併せ持つ疾患が多種多様でどの疾患の症状なのかわからない その1 意識レベル低下

なぜわかりにくい？

- 意識障害の原因が多様であることに加え，高齢者は症状の出現が緩徐で，認知機能の低下により症状を訴えることができないため，意識レベルの低下に気づくことが遅れてしまう，といったことも考えられます．

もっと"いい"方法はこれ！

- 家族などから，症状の出現はいつからなのか，持続時間などを問診し，食事摂取状況，排泄状況，服薬状況の確認を行っていくとよいでしょう．

1次性，2次性脳障害

脳自体の病変はもちろん，それ以外の疾患でも意識障害を生じます．脳自体の障害により意識障害をきたす病態で特徴的な神経学的障害を伴う場合を，1次性脳障害による意識障害といいます．また，脳以外の障害により脳血流や脳代謝の異常をもたらし，意識の中枢に障害をきたすものを2次性脳障害といいます（表1）．原因として，それぞれ次のような症状が挙げられます．

- 1次性脳障害：頭部外傷，脳卒中，脳腫瘍など
- 2次性脳障害：各種ショックによる循環障害，低酸素血症，薬物，中毒物質，体温異常，電解質異常，代謝・内分泌異常などとともにせん妄，心因反応など

意識レベル低下の要因

高齢者は症状の出現が緩徐であること，また他疾患有病であり，さらに認知機能の低下などにより症状を訴えることができないなど，意識レベルの低下に気づくことが遅れてしまうケースもあります．家族などから症状の出現はいつからなのか，持続時間などを問診するとともに食事摂取状況，排泄状況，服薬状況の確認を行います．

表2に示す内容などが原因となり，意識レベルの低下を呈することとなります．そのために患者，家族に体調不良時は早期に相談や受診をするように指導していくことが重要となります．

（鉄谷祥子）

引用・参考文献
1) 早川弘一ほか編：ICU・CCU看護＝Nursing care in ICU&CCU．医学書院，2013．

表1 1次性脳障害，2次性脳障害

	1次性脳障害	2次性脳障害
発症の様式	突然発症	徐々に発症
意識の変動	少ない	多い
巣症状（片麻痺，失語症など）	多い	少ない
頭蓋内圧亢進症状	多い	少ない
瞳孔異常（不同，散大など）	多い	少ない

表2 意識レベル低下の要因

1. 疾患の増悪により食事が摂取できない（低血糖）
2. 下痢などにより脱水症状を起こし，電解質異常をきたす
3. 食事が摂取できないので内服ができず，疾患が増悪する
4. 高齢者で透析をしている，ステロイドを内服している患者が感染症を合併したとき（高血糖）
5. 重症肺炎などによる低酸素血症
6. CO_2ナルコーシスによる傾眠状態

併せ持つ疾患が多種多様でどの疾患の症状なのかわからない　その2　息苦しさ

なぜわかりにくい？
- 呼吸困難をきたす病態となっていても，自覚症状が乏しく，息切れも年齢のせいだと思い，受診までいたらないことが多い，ということも考えられます．

もっと"いい"方法はこれ！
- 会話時の息切れや，肩で呼吸している，口すぼめ呼吸といった呼吸困難のサインをキャッチします．呼吸困難の発症様式からも，疾患が予測できることがあります．

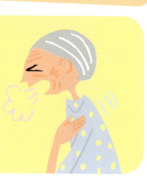

呼吸困難をきたす病態

　高齢者は自覚症状が乏しいことがあり，会話時に息切れがあっても「苦しくない」と答えることも多くあります．また，肩で呼吸をしていたり，口すぼめ呼吸をしていたりしていても，「年のせい」だと思い，受診行動につながらず，重症化することも多くあります．

　呼吸困難感（息苦しさ）をきたす病態は数多くあります．適切な治療が実施されるためには，観察が重要です．

　呼吸困難の発症様式からも，疾患を予測できることがあります（**表1**）．自覚・他覚症状を観察するとともに，いつからどんな状況で呼吸困難が発症したのかを聴取することも重要となってきます．

呼吸の観察ポイント

　呼吸の観察ポイントとして，呼吸の視診，聴診，触診，打診，呼吸不全の定義などを表にまとめました（**表2～8**）．

　高齢患者は呼吸器疾患，循環器疾患ともに増悪の原因として最も多いのは呼吸器感染症です．手洗い・咳嗽，インフルエンザワクチンや肺炎球菌ワクチンの接種の指導をはじめ，症状出現時には早期受診を指導していくことが重要です．

（鉄谷祥子）

表1　発症様式による代表的な疾患

突発性	発作性	急性	慢性進行性
● 異物による上気道閉塞 ● 血胸・気胸・肺塞栓 ● アナフィラキシーショックによる咽頭浮腫 ● 急性心筋梗塞 ● 狭心症	● 気管支喘息 ● 発作性夜間呼吸困難 ● 過換気症候群 ● 不安神経症	● 気管支喘息 ● 気管支炎 ● 肺炎 ● 声門浮腫 ● 急性咽頭蓋炎 ● うっ血性心不全 ● 肺水腫 ● 胸膜炎	● 慢性閉塞性肺疾患（肺気腫，慢性気管支炎） ● 肺がん ● 肺線維症 ● 肺結核 ● 心臓弁膜症

表2　呼吸の視診

呼吸数	呼吸回数が増えなくても，呼吸障害の患者がいる（慢性閉塞性肺疾患，気管支喘息，肺炎など）
呼吸パターン	吸気－ポーズ（ため）－呼気－休止の割合
呼吸の姿勢	起坐呼吸→心不全患者に多い ファウラー位
努力性呼吸	吸気努力：吸えない，吸いにくい場合，拘束性の障害がある 呼気努力：吐けない，吐きにくい場合，閉塞性の障害がある 混合性の場合もあり，心不全の患者が多い
胸郭の動き	左右対称性，奇異運動の有無，胸郭形成の異常の有無
排痰・咳嗽の状態	痰の性状：色，性状，くさいorにおい 例：血性，泡沫状痰→急性心不全，肺水腫の患者に多い 　　膿性，くさいorにおいあり→肺の炎症があるなど

表3　呼吸の聴診

- 呼吸音の強さと減弱，消失
- 吸気時と呼気時の音の性状
- 異常呼吸音の有無と性状

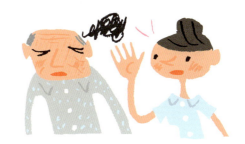

表4　副雑音

連続性副雑音	連続性低調性副雑音	喀痰貯留
	連続性高調性副雑音	気管支・心臓喘息
断続性副雑音	断続性低調性副雑音	心不全，肺水腫，肺炎
	断続性高調性副雑音	肺線維症，間質性肺炎

表5　呼吸の触診

- 胸郭の柔軟性，拡張性，左右差に注意する
- 皮下気腫の有無

表6　呼吸の打診

- 病変部位を探る
- 清音→正常な肺
- 濁音→胸水貯留など
- 仰臥位時には，下肺野を重点的に行う

表7　呼吸に関連する観察ポイント

- 顔色（蒼白），表情（苦悶様）
- 末梢の冷汗，発汗，尿量低下
- チアノーゼの有無
- 発熱，脱水
- 疼痛，精神不安，不穏，ストレスなどの影響を受けやすい→過換気症候群

表8　呼吸不全の定義

Ⅰ型：ルームエア吸入時　動脈血酸素飽和度（PaO_2）≦60Torr 　　　動脈血二酸化炭素分圧（$PaCO_2$）≦45Torr		
Ⅱ型：動脈血二酸化炭素分圧（$PaCO_2$）≧45Torr		
原因	Ⅰ型：肺炎，肺水腫，心不全などによる酸素化不全	
	Ⅱ型：呼吸中枢障害，胸郭運動障害，呼吸筋疲労などによる換気不全	

引用・参考文献

1) 早川弘一ほか編：ICU・CCU看護＝Nursing care in ICU＆CCU. 医学書院，2013.
2) 松本麻里：COPD．特集：病態を理解！ケアを実践！ 他疾患を合併した循環器疾患患者さんのケア．Heart, 4(1)：48-55, 2014.

多剤を併用しているので，出ている症状がどの薬の副作用かわからない

困るのはどんな場面？
- たとえば動悸や発熱・咳などの訴え，薬剤による排泄物の色調変化，せん妄のような症状との鑑別に困ります．

もっと"いい"方法はこれ！
- 薬剤開始時期を把握し，副作用が多い薬剤や排泄物の色調変化を呈するなどの特徴がある薬剤は，あらかじめ薬剤師と相談し，理解を深めておきましょう．投与前に患者，家族への適切な情報提供が行えれば，不安を少しでも取り除くことができます．

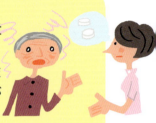

薬剤師の視点から，いくつかの患者の訴えの事例をもとに処方および副作用の評価と対応を，下記にまとめました．

事例1　患者が動悸を訴えている

■患者の訴え
　最近，ドキドキ感があります．

■処方されている薬
- ネキシウム®カプセル(20mg)　1カプセル／1×朝食後
- 大建中湯(2.5g包)　3包／3×毎食後
- ロキソニン®錠(60mg)　3錠／3×毎食後
- ムコスタ®錠(100mg)　3錠／3×毎食後
- ウルソ®錠(100mg)　3錠／3×毎食後
- プレタール®OD錠(100mg)　2錠／2×朝夕食後(投与開始後1週間)

■副作用の評価と対応：動悸が起きやすい薬剤について
　軽微なものを含めると，動悸の副作用報告がある薬剤は多く，薬剤開始がほぼ同時期だと判断に迷う事例は多いです．上記処方では他の薬剤に比べ，プレタール®の副作用報告が圧倒的に多く（陽性変時作用を利用し，徐脈性心房細動にも使用される症例も），開始時期などの状況を確認するとよいでしょう．
　当事例では，心拍数は投与前平均55回／分→80回／分

へ増加しており，プレタール®を中心に副作用情報を添え，医師に報告(必要に応じて薬剤変更)してください．

事例2　患者が発熱や咳を訴えている

■患者の訴え
　風邪を引いた感じで熱っぽくて，咳が出ます．

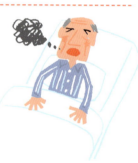

■処方されている薬
- リウマトレックス®カプセル(2mg)　2カプセル／2×朝夕食後．月曜日
- リウマトレックス®カプセル(2mg)　1カプセル／1×朝食後．火曜日
- フォリアミン®錠(5mg)　1錠／1×朝食後．木曜日
- プレドニン®錠(5mg)　0.5錠／1×朝食後
- フォサマック®錠(35mg)　1錠／1×起床時．金曜日
- セルベックス®カプセル(50mg)　3カプセル／3×毎食後
- タケプロン®OD錠(15mg)　1カプセル／1×朝食後
- バクタ®錠　1錠／1×朝食後

　※リウマトレックス®の服用を開始し，3か月程度経過

■副作用の評価と対応：抗リウマチ薬による間質性肺炎
　ステロイドやリウマトレックス®など免疫抑制薬を服用している感染リスクの高い患者であり，感冒の可能性も考慮する一方で，抗リウマチ薬に多いとされる薬剤誘発間質

性肺炎も常に念頭に置くとよいでしょう．

　間質性肺炎はどの薬剤も発生原因になりえますが（とくに抗がん薬，免疫抑制薬，インターフェロン，アミオダロンなど），抗リウマチ薬であるリウマトレックス®を服用していることを考え，ただちに医師へ連絡してください．状況次第では中止も検討する必要があり，対応が遅れると重篤化するおそれもあります．

事例3 患者に血尿がみられる

■患者の訴え
　とくにこれといって症状はないですが，尿の色が赤い感じで……血尿でしょうか？

■処方されている薬
- アロプリノール錠(100mg)　1錠／1×朝食後
- ワーファリン®錠(1mg)　2錠／1×朝食後
- ルプラック®錠(4mg)　0.5錠／1×朝食後
- アーチスト®錠(2.5mg)　0.5錠／1×朝食後
- セフゾン®カプセル(100mg)　3カプセル／3×毎食後，3日分(今回追加投与)

■評価と対応：薬剤の性質による排泄物の色調変化
　ワーファリン®の出血傾向(血尿)である可能性も考慮しつつ，追加投与したセフゾン®の尿の着色である可能性も忘れてはいけません．

　患者の不安を煽らないようにするため，排泄物の色調変化を呈する薬剤については，投与前に必ず患者・家族へ説明し，服用前後の排泄物の色を判断してもらうことは重要です．ワーファリン®服用中のため，医師への報告は必須ですが，色調変化を呈する薬剤についての情報提供も同時に行います．

事例4 幻覚やせん妄のような症状がみられる

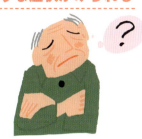

■患者の状況
　幻覚やせん妄のような症状が見受けられる．

■処方されている薬
- レミニール®OD錠(12mg)　2錠／2×朝夕食後
- メマリー®錠(10mg)　1錠／1×夕食後
- ロゼレム®錠(8mg)　1錠／1×就寝前
- ビオフェルミン®錠　3錠／3×毎食後
- ガスモチン®錠(5mg)　3錠／3×毎食後
- バルトレックス®錠(500mg)　4錠／2×朝夕食後(帯状疱疹のため)7日間

■評価と対応：せん妄と薬剤副作用の鑑別
　当事例では基礎疾患に認知症があり，せん妄を合併することは珍しくありません．せん妄は脱水や発熱，睡眠薬などでも発現するケースがありますが，帯状疱疹治療薬のバルトレックス®は重大な副作用として精神症状があり，腎機能が正常でも起こりえます．せん妄を誘発する薬剤およびバルトレックス®の副作用情報を添え，医師に報告してください．

（島崎良知）

ここに困っている！>>> 不穏・認知症がある

認知症なのか，加齢・せん妄・うつ病なのか判断しにくい

なぜ判断しにくい？

- 加齢現象，せん妄，老年期うつ病，認知症は，それぞれ認知機能低下の症状が似ており，鑑別がむずかしいためです．

もっと"いい"方法はこれ！

- 各疾患および症候の特徴を理解し，記憶障害の種類，発症様式，見当識の低下など，個々の患者の状態をアセスメントします．

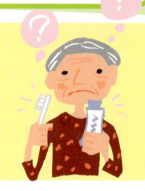

加齢に伴う健忘と認知症

認知症と混同しやすい症状として，加齢現象，老年期うつ病，せん妄が挙げられます．それぞれの特徴をふまえ，認知機能低下の原因をアセスメントすることが重要です．

もの忘れを例に挙げると，認知症と加齢現象による健忘の違いは，体験の一部を忘れるか，体験全体を忘れるかという点にあります（表1）．

たとえば，明日検査が終わるまで朝食を食べてはいけない患者がいるとします．加齢現象による健忘のあるAさんは，忘れやすいことを自覚しているので，メモをとるなど，忘れないようにするための行動をとることができます．食べられないことを忘れていたとしても，配膳されないことに気がつくと「そうだった」と思い出すことができます．

一方，認知症のある患者Bさんは，説明されたこと自体が記憶に残らないため，朝食が配膳されないと「なぜ自分には食事がないのか？」という感覚に陥ります．手違いで配膳されてしまうと，食べてしまうこともあるかもしれません．

このような症状は認知症の中核症状といい，現時点では改善できる症状ではないため，看護者がそれを理解することが大切です．あらかじめ禁食であることをほかのスタッフと情報共有したり，不安に感じているかどうかを観察してBさんがわかるように説明するなどの工夫が必要です．

せん妄と認知症

せん妄は，「脳機能の失調によって起こる，注意の障害を伴った軽い意識混濁を基盤とする症候群である」[1]と定義されます．主な症状は，意識の曇り（意識混濁），落ち着きのなさなどの注意障害，記憶および見当識障害，「物の名前を呼称できない」「文字が書けない」などの会話・言語の障害などがあります．これらは認知症の症状と似ているため，鑑別がむずかしいといわれています．

認知症との違いを挙げるとすると，せん妄は突然出現し，1日のうちでも症状が変動するという特徴があります（表2）．

たとえば，入院時にはここが病院で，自分は手術をするために入院したことを理解していたCさんが，夜になると突然入院していることがわからなくなり「妻が心配しているから帰る」と身支度をして帰ろうとすることがあります．

一方，認知症のDさんは，入院前から見当識障害があり自分が生まれ育った家に帰ろうと家を出て行ってしまうことがありました．入院後も同様に，家に帰ろうとする行動がみられます．

両者は一見同じような"帰宅願望"といわれる症状を呈していますが，「突然の発症」なのか，「以前から現れていた症状」なのかという部分で違いがあります．また，Cさんは朝になると入院していることを理解していましたが，Dさんは家に帰りたい思いはどんどん強くなっているようでした．このように，せん妄は発症の特定が可能ですが，認知

表1　加齢によるもの忘れと認知症によるもの忘れの違い

	加齢によるもの忘れ	認知症によるもの忘れ
記憶障害の種類	部分的	全体の忘却
知能	正常	低下
見当識	保持	障害
日常生活	支障なし	支障あり
経過	非進行性	進行性

中島紀惠子ほか編：認知症高齢者の看護．p.19，医歯薬出版，2007．より転載，一部改変

表2　せん妄とアルツハイマー型認知症の特徴の比較

	せん妄	認知症
発症様式	急激	潜在性
初発症状	注意集中困難・意識障害	記憶障害（近時記憶障害）
経過	動揺性	徐々に進行
症状の持続	数時間〜数週間	数ヵ月〜数年以上
注意	注意の方向や集中が困難	影響されにくい
覚醒水準	動揺する	正常である

東京都健康長寿医療センター看護部編著：写真でわかる高齢者ケア高齢者の心と体を理解し，生活の営みを支える．p.146，インターメディカ，2010．より転載

表3　認知症とうつ状態との鑑別

	認知症	うつ状態（仮性認知症）
発症様式	ゆっくり	急速に出現
初発症状	知能低下	抑うつ症状
症状の訴え方	症状を軽く言う	知能低下を強く訴える
病識	気づかない	あり，失望している
知能	低下している	患者が訴えるほど知能低下はない
言語	進行に伴い，理解の低下，会話困難となる	言語理解および会話に支障なし
日常生活	支障あり	支障なし
食欲不振・不眠	なし	あり

山田律子・井出訓ほか編：生活機能からみた老年看護過程＋病態・生活機能関連図．p.275，医学書院，2008．より転載，一部改変

症はいつからその症状が出現したのかはっきりしないのも特徴です．

　せん妄は身体症状などの直接的な要因が改善されるとせん妄も改善する（可逆性）といわれているため，患者個々の要因をアセスメントし，ケアに活かすことが必要です．

老年期うつ病と認知症

　老年期うつ病も認知症と混同しやすい疾患です．症状の特徴として，成人が発症するうつ病と異なり，身体症状（検査しても異常がない）と不安や焦燥などが多く現れることがあります．また，動作や思考の緩慢も特徴で，注意集中が困難となり，記憶障害につながることが多くなります．そのため，認知症ではないかととられることがあります．

　たとえば，食欲不振で精査のために入院したEさんは，あらゆる検査を行いましたが，食欲不振にいたるような異常所見はみられませんでした．そのことを主治医から説明されましたが，よくなるどころかどんどん食べられなくなっていました．そのうち，質問をしても「わからない」と答えることが多くなり，反応も乏しくなり，もの忘れも出てきました．主治医は精神科医の診察を受けることを勧め，その結果「老年期うつ病」と診断されました．

　老年期うつ病も症状が進むと記憶障害が出現するなど，認知症のような症状を呈します．しかし，質問には「わからない」と答えますが，記憶障害以外の見当識をはじめとする認知機能の低下はあまりみられないことが特徴といえます（表3）．そして，うつ病の適切な治療を受けることで，認知症様の症状は改善します．

　一方で，初期のアルツハイマー型認知症の人は，抑うつ状態になりやすいともいわれています．そのため，うつ病に伴う認知機能低下か，アルツハイマー型認知症（初期）に伴う抑うつ状態なのか，という鑑別もむずかしいといわれています．

　また，活動減少型せん妄になると，傾眠がちで反応の遅延が出現するため，抑うつ状態ととられることがあることも憶えておくとよいでしょう．

アパシーとうつ病，低活動型せん妄

　認知症の症状の中にアパシーというものがあります．脳血管性認知症の患者に多くみられますが，アルツハイマー型認知症の患者にもみられることもあります．自発性の低下や意欲の減退などからうつ病，低活動型せん妄と混

同されやすい症状です[2].

　たとえば，禁食を経て食事が始まったにもかかわらず，本人が食事を嫌がり口にしない，離床やリハビリを勧めても拒否するなど，全体的な活動性が低下します．きっかけは痛みや倦怠感など身体症状があることが考えられますが，痛みなどの身体症状がよくなっても活動性の低下は続くので，介入がむずかしくなります．

　この状態をうつ病ととらえやすいのですが，表4のようにうつ病とは要因が異なるので，適切なアセスメントが必要になります．高齢者のうつ病は活動性の低下に対し精神的苦痛を感じているが，アパシーでは，活動性を上げるためのケア自体が苦痛と感じることが多いため，身体症状がどこまで影響しているのか把握することがむずかしくなります．

　また，せん妄の1つである低活動型せん妄も傾眠がちとなり，反応が遅延し，活動性が低下するという同様の症状を呈します．

　急性期病院では日常生活全般に活動性が低下すると，認知症が進行し，「もう家に帰れない」と判断され，転院や施設入所にいたるケースも少なくありません．

　ケアの方法も本人が言わないだけで，身体的苦痛があることも考えられるため，常にフィジカルアセスメントの視点を持っておくことが異常の早期発見につながります．

　無理強いすることは，本人を追いつめることにつながり，より拒否が強くなることが考えられますので，よくありません．

　もう一度患者の行動・言葉・生活全体を見直し，どこかに"何かしようとする意思"がないか，注意深く観察し，何か1つでもあれば，それを実践できるようにして，そこから少しずつ活動の範囲を広げていくという考え方が重要になります．たとえば，食事，リハビリ，単なる離床は拒否しても，トイレに行こうとするなどの行動から徐々に活動範囲を広げる工夫などが挙げられます．また食事を食べない場合には，病院食だけではなく可能であれば，その方の好みの味付けや好物，自宅で食べていた食事などを提供する工夫も検討してみましょう．

　そしてもう1つ重要なのは，これらのことをスタッフ全員が実践することです．受け持ちの看護師ひとりが考え行うのではなく，できるだけ多くのスタッフが観察し情報共有し実践していくことが大切です．

＊

　これらの判断はむずかしいのですが，各疾患および症候の特徴を理解し，個々の患者の状態からアセスメントすることが重要な鍵となります．

（白取絹恵）

表4　アパシーとうつ病の関係

うつ病	アパシー
抑うつ，不快感，絶望感，自責感，希死念慮などの感情面の症状が出現する	・周囲への無関心，無頓着 ・活動性の低下を苦しまない様子がある
両者に共通してみられる症状	
活動性の低下，活気のなさ，精神運動の緩慢さ，易疲労感，興味の喪失など	

西　良知ほか：高齢者のうつ病．臨牀と研究，91(5)：639-642, 2014.
をもとに作成

引用・参考文献
1) 一瀬邦弘ほか：せん妄―すぐに見つけて！すぐに対応！．照林社，2002.
2) 西　良知ほか：高齢者のうつ病．臨牀と研究，91(5)：639-642, 2014.

不穏のある高齢者を拘束せずにケアすることがむずかしい

なぜむずかしい？
- 認知症の人を，リスクの高い人であると考えてしまう傾向があるためです．

もっと"いい"方法はこれ！
- 不穏な状況の背景にある理由や原因を探り，それを除去するケアを行うことが，身体拘束を最小化する近道です．"不穏"は"不安"のサインです．

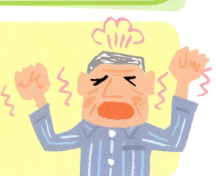

ジレンマを抱くことは自然な感情である

　私たちは，病院で働いていると，採血やX線・CT等の一般的な検査や，治療に必要な点滴等は当り前に行われていて，ともすると患者がどれだけ不安な思いにかられているかを想像できないくらいに，業務や時間に追われているかもしれません．

　私の勤務する病院での認知症ケアに関する研修で，3年目の看護師たちから認知症ケアの対応の困難さや疑問について問うた時，多くの職員から悩みとジレンマが表出されました．「時間がないときに，"帰ります"，"点滴なんて必要ない"，と言われて困った」，「暴力や暴言を受けたときに，病気だとわかっていてもいらいらしてしまった」，「できるだけ抑制を避けて話を聞くなどで落ちついてもらいたいが，限界を感じる」．

　認知症やせん妄の症状のために，安静を守れず，治療の管を抜いたりちぎったり，転倒してしまう．誰もが経験したことがあるのではないでしょうか．急性期病院では，治療を安全に受けることが優先されるため，なんらかの理由で認知機能障害をきたしたときに，安心感を持てないままに，不安や恐怖にさらされ，わからないままに身体拘束を余儀なくされるという患者が少なくありません．そして，ジレンマを抱きつつも，人員不足を感じ，不穏な患者に陰性感情を抱くことはある意味，自然な感情であるともいえます．

患者や認知症の人は不安を感じている

　しかし，自分自身や家族など，近しい人がそれらの検査や治療を受けることになった場合には，自分が何をされるのか，その結果はどうなるのか，いつ家に帰ることができるのか，不安を感じない人はいないと思います．

　認知症が進むと，感受性が鈍くなり，感情はなくなる，という人がいますが，そのようなことはありません．認知症の人は自分に向けられる他人の感情を，鋭敏に受けとめ，それを自分自身の感情に反映させていきます．認知症の人の心の根底にあるのは"漠然とした不安"です．

　私たちは，時には陰性感情を感じることも素直に受け止めつつ，不穏な状況は患者の病気・病態からきたしている現象であり，病気によってその人らしさが損なわれるような言動を生じ，何よりも患者本人が心身の苦痛にさらされていると理解することが必要ではないでしょうか．

不穏の理由を探り支援する

　私たちが考える不穏な状況に，攻撃性や怒り，暴力，猜疑心，妄想などがあります．徘徊や興奮状態・転倒のおそれのある不安定な歩行や点滴の抜去・かきむしりや体をたたき続けるなどの自傷行為があります．不穏はせん妄の症状の一部でもあります．それらの状況には必ずその人なりの理由や原因があり，ケアする側のかかわり方や環境に問

題があることも少なくありせん．その人なりの理由や原因を徹底的に探り，除去するケアを行うことが，身体拘束を最小化する近道です．具体的には，その人の従来の日常生活が，入院や治療によって弊害されていることに対して，その人の本来の生活や大切にしている歴史に配慮しながら，身体的な機能や生活のリズムができるだけ整うようにアセスメントし，支援することです．

環境調整の工夫

環境調整としては，時計やカレンダーなど見当識を知ることができるものをベッドサイドに置きます．現在の病室には必ずしもそれらが常備されていないこともあります．あっても，ご本人の位置からみることができないと意味がありません．家族やペットなどの写真などをみることで安心できる可能性もあります．そして，夜間は常夜灯をつけるなど，明るさを調節します．

タッチングやアイコンタクト，笑顔を意識する

今の時間や場所がわかることは，認知症の人にとっては当たり前のことではないかもしれません．大切なことは，環境調整としてそれらのものを設置するだけでなく，私たちが訪室するたびに，あいさつや会話の中で見当識に気がつくことができるような言葉をかけることです．誰もが持っているその人らしさやプライドを守りながら，時間や場所，今ここにいる理由をやさしく何度でも伝えます．その人が不快に感じない範囲でやさしく触れることもケアとして有効なことが多いです．

認知症の方やせん妄の方は注意力の障害などでぼんやりとしていることもありますので，会話の際にはアイコンタクトをとることを意識します．

私たちは次々と予定が重なって忙しく仕事をこなさなくてはいけないかもしれません．ですが，不穏な状態に置かれている方に私たちの仕事をしようとするときにこそ，ケアを受け入れていただくために，忙しい表情をぐっとこらえて，視線を合わせて話しかけること，口角を上げて，笑顔をつくり信頼関係を築くコミュニケーションを図ることが重要です．

患者をできるだけ驚かせない

そして，ケアを実践する際に配慮したい最大のことは，患者をできるだけ驚かせないようにすることです．びっくりさせない，怖い思いをさせないように配慮することで，自分の身を守ろうとしての暴言や暴力を減らすことができる可能性があります．

言語的にも非言語的にも，私たちは敵ではなく，治療を遂行するプロセスを通じて知り合った仲間・味方であり，回復を願っている存在であるということを伝えるのです．

認知症ケアメソッドであるユマニチュード®では，ケアする人の役割とは，1. 健康の回復を目指す．2. 現在ある機能を保つ．3. 最期まで寄り添うとしています．身体拘束は，治療上やむをえず行っていますが，その人の人生にとって害になることがないように身体拘束に代わるケア，たとえば立つ支援や歩く支援を提供することが望ましいと提言しています．

日常生活動作の能力を最大限発揮できるように，腕を上げてもらう，足を曲げてもらう，患者の腕や足をつかまずに，自分で動かすことができるように支援します．これは特別な時間を新たにつくるのではなく，通常のケアの時間を工夫することでできます．身体機能が回復すれば，転ばない・転んでも大きなけがをすることがなく，精神状態も安定する可能性があります．

患者にとって怖い顔をしていないか点検してみる

大脳辺縁系では，「怒り」「恐怖」「嫌悪」という感情が存在し，せん妄などで意識が混濁すると，大脳皮質の機能が低下し，感情のコントロールが困難となり，今いる場所から逃げたいと感じ，ケアを拒否することが起こりやすくなります．しかし，大脳辺縁系にはもう1つ「愛情」という原始的な感情も働いています．この感情が有効に働き出すと，前述したネガティブな感情が後退するといわれています．

私たちはこれまでの経験から，不穏な患者や状況に多くのリスク状態を想像し，安全を守ることを優先するあまりに，笑顔や愛情という感情を持ちにくくなっているかもしれません．私たちはプロです．患者の回復を願っています．

不穏な状況でこそ，この脳の働きを思い出し，私たちがどのような表情や言葉を使ってケアを始めようとしているか，患者にとって怖い顔をしていないかなどをよく点検してみましょう．

マスク装着時はより多くの安心感を提供する

また，急性期病院ではマスクの着用を義務付けられているかもしれません．認知機能障害のために理解できない状態でマスクの人に数人がかりで取り囲まれ，何か自分にしようとしてきたら，誰でも不安と恐怖で逃げてしまいたくなります．マスクをつけているときは，つけていない時以上に，患者に安心感を提供できるような表情を意識してみましょう．

そして，よりやさしさを意識した言葉をかけながらケアすることができれば，今ここにいてもいいのだな，ここは不快なことも感じるが，心地よくなる治療やケアを受けられる場所だと感じてもらえる可能性があります．

肯定的な言葉に置き換えてみる

認知症の方は何もわからない人ではありません．それぞれに個別性があるので，対応が困難に感じることもありますが，さまざまなサインに私たちが気づいて，その方にあったケアを見出していく必要があります．

病院では患者が1人で歩くことすら，「歩き出した」などとネガティブに表現し，仲間に注意喚起を図ることもあるようです．それだけ，患者の転倒などの事故に敏感な社会であることが否めません．

しかし，できるだけ日々のケアで私たちの発する言葉はその方の味方であることを伝えましょう．患者の回復を応援するよき仲間と感じていただくことは私たちにとってもうれしいことです．「転びますよ」とか，「じっとしていてください」というネガティブな表現ではなく，「足が丈夫になりますね」「動けるようになってうれしいです」といった，肯定的な言葉に置き換えてみましょう．

つらい治療中にも楽しいと感じる一瞬ができるかもしれません．私たちがいつも感じているジレンマの感情も，毎日の仕事で使う言葉を変えることで軽減できるかもしれません．なにより，認知症の方は，感情は最後まで残るといわれていますから，肯定的な言葉で心地よい感情を積み重ねていきたいものです．

拘束を早期に解除するためのアセスメント

身体拘束は切迫性・非代替性・一時性，この3つの要件をすべて満たすことが必要だと考えられています．急性期病院においても，その原則を守らなくてはなりません．身体拘束を早期に解除するためのアセスメントとケアができ

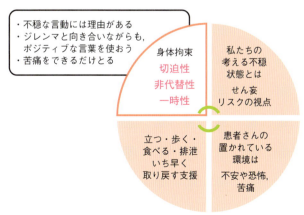

図1　身体拘束は最後の手段　どうしたら外せるのかと考えるのがケア

るのは，いちばん近くで，24時間患者のそばにいる私たちだということを自覚することが大切です．

　点滴やあらゆる管，医師の考える安静度が，いつまで必要なのか，チームでよく検討します．苦痛は最小限になるように，安心して治療を受けてもらえるように環境を整えます．急性期医療では，早期離床が推奨されています．立つ・歩く，食べる，排泄するといった基本的な日常生活動作をいち早く取り戻せるように支援を工夫したいものです．私たちは，急性期病院に入院する認知症の人を危険がいっぱいのリスクの人と考えてしまう傾向があるかもしれません．

　認知症の人のリスクもアセスメントをするうえでは重要ですが，リスクと同時に，その人の可能性を考え，入院している患者の多くは不安や恐怖感にさらされている．私たちは患者の行動を抑制するのではなく，患者の身体機能の回復を目指してケアを実践していることを思い出しましょう．"不穏"は"不安"のサインと考えてケアにあたることをお勧めします．

　　　　　　　　　　　　　　　　　　　　（木村陽子）

引用・参考文献
1) 平澤秀人：認知症高齢者の心がわかる本，講談社，2010．
2) 諏訪さゆり編：医療依存度の高い認知症高齢者の治療と看護計画，日総研出版，2006．
3) 厚生労働省「身体拘束ゼロ作戦推進会議」：身体拘束ゼロへの手引き～高齢者ケアにかかわるすべての人に～．2001．
   http://www.ipss.go.jp/publication/j/shiryou/no.13/data/shiryou/syakaifukushi/854.pdf　（2014年5月20日閲覧）
4) 鈴木みずえ：パーソン・センタードな視点から進める急性期病院で治療を受ける認知症高齢者のケア-入院時から退院後の地域連携まで．日本看護協会出版会，2013．
5) 本田美和子ほか：ユマニチュード入門．医学書院，2014．

ここに困っている！＞＞＞不穏／認知症がある

認知症患者とのコミュニケーションがむずかしい

なぜむずかしい？

- 認知症の症状はコミュニケーション能力に影響を与え，症状が進行すると言葉の理解はむずかしくなり，非言語的コミュニケーションの割合が高まるためです．

もっと"いい"方法はこれ！

- "認知症患者のコミュニケーション能力"に影響を与えている要因にも目を向けます．認知症とは別の身体障害や環境要因を評価することで，改善が図れることもあります．そして，自分自身のコミュニケーションも振り返り，工夫することが大切です．

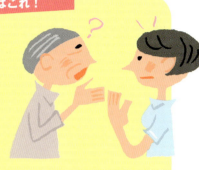

認知症，難聴，身体症状とコミュニケーション能力

　認知症の症状は，コミュニケーションに直接的な影響を与えます．アルツハイマー型認知症では，図1のように初期の段階では，何度も同じことを言ったり，言い間違いなどがありますが，言語的なコミュニケーションは可能です．しかし，徐々に進行すると言葉の理解はむずかしくなり，非言語的コミュニケーションの割合が多くなる経過をたどるといわれています(図1)．

　しかし，それだけではなく身体的な苦痛や加齢変化などが，認知症の人の本来持っているコミュニケーション能力に影響を及ぼすことがあります．

　たとえば，貧血で入院したアルツハイマー型認知症のAさんは，入院していることが理解できずに「○○！」と何度も家族の名前を叫んでいました．入院していることをいくら説明しても理解できず，質問に対しても見合った答えが返ってくることはまれでした．高度の難聴がありますが，それにしても話がかみ合わないAさんに対して，認知症が進行したのではないかという疑問が生じました．

　ある日，Aさんが耳に手をあてて話を聞こうとする様子がみられたため「昨日は眠れましたか？」と書いた紙を差し出すと，Aさんはゆっくりと書かれた文章をなぞりながら少し考えたあと「眠れたよ」と答えてくれました．以降，病状が改善していくと耳元で話すことでコミュニケーションが可能になりました．

　Aさんは認知症と診断されていましたが，自宅では自分のいる場所は理解できていました．コミュニケーションがとれなかった原因は，難聴に加えて，貧血による倦怠感で意識を集中して聞くことができなかったことが考えられました．

　このようにコミュニケーションがうまくいかないのは，認知症が原因と決めつけずに，加齢の影響はないか，身体症状がどこまで影響を与えているのか，その時だけで評価するのではなく，身体疾患が改善したときにも再評価することが必要です．

環境とコミュニケーション能力

　また，コミュニケーション能力は環境の影響も受けるため，配慮が必要です．

　認知症患者にとっての環境は，①建物の構造や明るさなどのハード面をさす物理的環境，②医療従事者や家族など認知症患者を取りまく人々をさす社会的環境，③病院のシステムや病棟のスケジュールなどの規範的環境に分けてア

セスメントしますが，なかでも社会的環境はすぐにでも取り組みが可能です(図2).

相手の顔をみて聴いているか，目線の高さは合っているか，その人にわかるように話しているかなど，自分のコミュニケーションの傾向を振り返ってみましょう．

(白取絹恵)

図1　アルツハイマー型認知症の各病期におけるコミュニケーションの特徴

〈初期〉
・言い間違い（記憶や見当識の部分的な低下による）
・名称の想起困難
・繰り返しの質問
・会話や書字はできる

〈中期〉
・語彙の減少
・長い文章での理解困難
・流暢性の低下
・単語，短文
・非言語的コミュニケーション

〈重度〉
・言語による会話が困難
・タッチなどの刺激を感受する能力はある

図2　認知症患者にとっての環境

1　物理的環境
建物の構造や明るさなどのハード面

2　社会的環境
医療従事者や家族など認知症患者を取りまく人々

3　規範的環境
病院のシステムや病棟のスケジュールなど

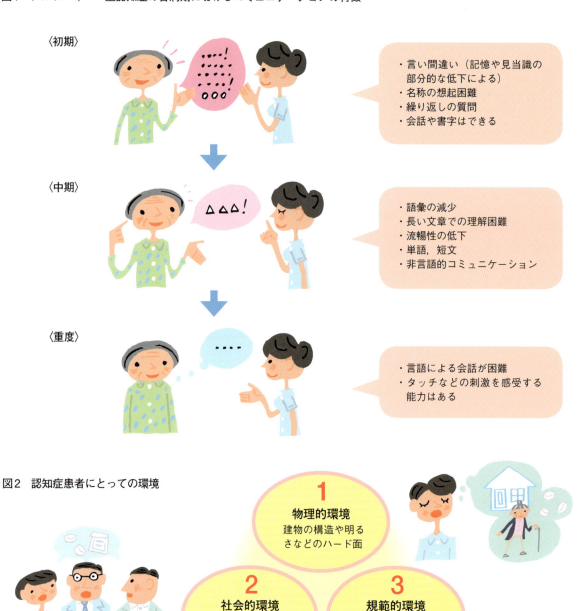

ここに困っている！>>> かかりやすい症状・現象がある

≫頻尿で，少量しか排泄しない

なぜ起こりやすい？

■ 加齢に伴い膀胱容量が減少し，膀胱の弾力性も低下して残尿があることで，頻尿傾向となるためです．

看護ができる予防と対応

■ 基礎疾患や合併症，内服薬や生活習慣などの患者情報を総合的にとらえ，頻尿の原因を明らかにします．また，排尿間隔や排尿時間などを把握し，少しずつ排尿の間隔を延ばしましょう．

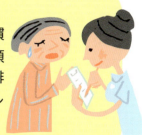

排尿のパターンを知る

加齢に伴い膀胱は萎縮し，膀胱容量は減少します．弾力性も低下して残尿があることで頻尿傾向になります．また，腎臓の尿を濃くする力が低下することで，夜間頻尿を引き起こしやすくなります．

まずは「排尿日誌(図1)」で排尿間隔や排尿時間などのパターンを知ることが大切です．尿路感染症や結石，腫瘍などによる閉塞症状がみられなければ，少しずつ排尿の間隔を延ばします．膀胱の容量を増加させる膀胱訓練は，効果的な行動療法の1つといえます(表1)．

また，「高齢だからしかたがない」や「さっき排尿したばかりだからどうせ出ないよ」などの決めつけや思い込みはせず，患者の思いに耳を傾け，対策をともに検討します．

頻尿の原因を明らかにする

患者にとっての原因・誘因を明らかにすることも重要となります(表2)．基礎疾患や合併症，それに伴う内服薬などの治療や，生活・排泄習慣も大きく影響します．

原因・誘因を明らかにするためには，患者の情報を多角的かつ総合的にとらえ，アセスメントすることが重要です．この際も排尿日誌は有効な情報源となります．

たとえば，糖尿病の患者で，口渇・多飲・多尿となり，尿量が増加し頻尿となる方は少なくありません．また，利尿薬や降圧薬を内服し，尿量の増加に伴い頻尿となっている方も多くみられます．

このほか，生活習慣が頻尿に大きく影響している場合もあります．常時，お茶や白湯などが置いてあり，無意識のうちに摂取している方，水分は摂っていなくても，果物やサラダなど水分の多い野菜を多く摂取している方などもいます．継続して実践できる生活習慣改善のための指導を，患者や家族と一緒に検討していきましょう．

患者の思いや訴えを，まずは真摯に受け止め，総合的にアセスメントを行うことで「いつまでも自分で排泄したい」という思いを尊重し，その人らしく排泄できるお手伝いに努めていきましょう．

（野島陽子）

表1 膀胱訓練

- 尿意を感じたら，骨盤底筋を締め我慢する（尿道や腟，肛門を意識して閉じるイメージ）．さらに尿道口を圧迫したり（椅子の座面など）トイレ以外のことを考えるなどして気を紛らわせる．
- 少しでも時間が延長できたら，尿意が落ち着いた状態で排尿に行く．

表2 頻尿の主な原因

- 前立腺肥大症，慢性前立腺炎などの下部尿路疾患
- 神経因性膀胱
- 過活動膀胱
- 残尿（排尿後にも膀胱の中に尿が残ること）
- 多尿（尿量が多いこと）
- 尿路感染・炎症
- 腫瘍
- 心因性 など

図1 排尿日誌

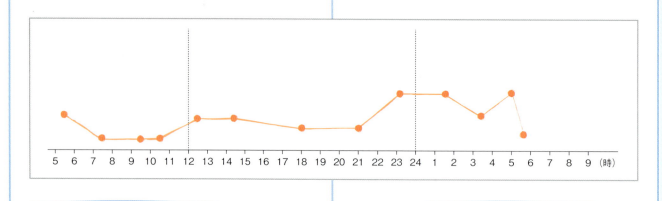

引用・参考文献
1) 後藤百万監：今日からケアが変わる 排尿管理の技術Q&A127. 泌尿器ケア 2010年冬季増刊, メディカ出版, 2010.

ここに困っている！＞＞＞かかりやすい症状・現象がある

》皮膚の乾燥により掻き傷をつくりやすい

なぜ起こりやすい？
- 加齢に伴い，皮膚の保湿機能が低下し，皮膚が乾燥しやすくなるためです．

看護ができる予防と対応
- 保湿剤の塗布や，爪を短くするなどして掻破予防をし，愛護的なスキンケアを継続して行います．

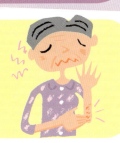

皮膚の乾燥の機序

皮膚の保湿は主に，①皮脂膜，②天然保湿因子，③セラミドによって保たれています．これらが加齢とともに減少し，ドライスキンとなります．

ドライスキンは，かゆみに関する神経が皮膚の表面に伸びてくることや，外界からのアレルゲンや異物などによる皮膚への直接刺激などによって，瘙痒感が発生します．「かゆみ→掻きむしる→外傷形成→末梢神経の損傷」により，瘙痒感や掻破欲が増強します．これに伴い，イライラ感の出現や不眠などの症状も出現し，意欲低下や食欲不振，夜間せん妄など悪循環となることがあります．また，高齢者の皮膚は脆弱で損傷しやすく，治りにくい特徴があります．

現在，「スキン-テア（皮膚裂傷）」という外傷性の創傷が注目されていますが，これは，乾燥した脆弱な皮膚にみられる創傷です．たとえば「テープをはがすときに皮膚がむけてしまった」「ベッド柵にぶつかって皮膚が裂けてしまった」などです．このように，ドライスキンを予防・改善することはとても重要なケアなのです．愛護的なスキンケアのポイントを，表1に示します．

乾燥への対応策

入浴やシャワー浴などで皮脂膜が洗い流されるとさらに乾燥しやすいため，入浴後20分以内に保湿剤を塗布しましょう．塗布する量は，乾いたティッシュを貼り付けて，裏返しても落ちない程度にたっぷりと塗りましょう．また，乾燥が強いときは1日に数回，保湿剤を塗布しましょう．全身への塗布には，伸びがよく摩擦刺激が少なくてすむ

表1　愛護的なスキンケア・洗浄を行う際のポイント

①	皮膚刺激の少ない弱酸性の洗浄剤を選択する
②	洗浄剤はよく泡立てる．泡をクッションにして皮膚をなでるように洗う
③	水分の拭き取りは押さえ拭きとし，皮膚への摩擦刺激をできるだけ避ける
④	皮膚を保湿する

ローションや乳液タイプがいいでしょう．ただし，乾燥が強い時はクリームタイプにするか，ローションタイプなら1日数回塗布しましょう．さらに皮膚が脆弱な場合は皮膚の上で保湿剤を伸ばさずに，手に伸ばしてから皮膚を包むように塗るなどの工夫も必要です．保湿剤の特徴や製品名を表2に示します．

また，外傷・掻破予防として爪を短くします．どうしても掻きむしってしまう場合は，通気性のよい手袋や包帯などにより保護する方法もあります．

高齢者のドライスキンによる瘙痒感は，愛護的なスキンケアを行うことで軽減もしくは改善できます．このため愛護的なスキンケアを継続して行うことが重要なのです．

（亀井めぐみ，野島陽子）

表2　保湿剤の特徴と製品名

	特徴	病院で処方されるもの	ドラッグストアで購入できるもの	スキンケア用品（看護師や医師に要相談）
軟膏タイプ	・基材が硬いため全身への塗布には不向き ・局所や患部に使用する ・保湿効果は高いが，べたつきがある	・ケラチナミンコーワクリーム20% ・ザーネ®軟膏0.5% ・アズノール®軟膏0.033% ・プロペト®	・オロナイン®H軟膏 ・ヒビケア®軟膏 ・白色ワセリン	・セキューラ®PO
クリームタイプ	・水と油を界面活性剤で混合したもの ・軟膏よりも伸びがよく，べたつきが少ない ・洗い流しやすく使用感に優れている ・皮膚への刺激があるため傷や滲出液が多いところには使用しない	・ヒルドイド®クリーム0.3% ・ウレパール®クリーム10%	・ユースキン®A ・ザーネ®クリーム ・コラージュDボディクリーム	・セキューラ®DC ・リモイス®バリア
ローションタイプ	・柔らかく伸びがよいため，全身に塗布しやすい ・べたつきがなく，さらっとしてる ・即効性はあるが，持続時間が短い	・ヒルドイド®ソフト軟膏0.3% ・ウレパール®ローション10%	・スキンミルク しっとり ・ジョンソン®ボディケア ・キュレルローション	・ベーテル™保湿ローション ・セキューラ®ML
オイルタイプ	・保湿効果は高いが，べたつきがある ・のびがよく，全身に塗布しやすい		・ジョンソン®ベビーオイル ・バイオイル ・アトピコ スキンケアオイル	・ソフティ 保護オイル

ここに困っている！>>>かかりやすい症状・現象がある

≫ 転倒しやすく予防と対応がむずかしい

なぜ転倒しやすい？

■ 入院患者の場合，入院という環境の変化や，病気やけがによる体力や運動機能の低下が加わり，転倒しやすくなります．

看護ができる予防と対応

■ ナースコールで呼んでほしい場面を患者に具体的に説明し，転倒を防ぎます．また，医療者だけでなく患者本人やご家族の方と一緒に転倒予防に取り組むという意識を持つとよいでしょう．

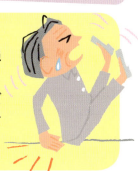

高齢者の転倒の原因

高齢者の転倒は，疾患や身体機能の障害や老化などの内的要因と，主として環境に関する外的要因が，複合的に影響して起こることが知られています（図1，2）．

家では食事の支度や買い物もでき，今まで転んだことがない人でも，入院という環境の変化に，病気やけがによる体力や運動機能の低下が加わり，思いもかけない転倒事故が起こることがあります．そして，入院中の転倒の多くは，ベッド周囲で発生しています．

では，どんなときに転倒が起きているのか，事故を防ぐための注意点などをみてみましょう．

図1 なぜ高齢者は転倒しやすいのか

内的要因	外的要因
・筋力の低下 ・バランス障害 ・歩行障害 ・疾患，症状 ・認知力 ・性格 ・視力，聴力障害 ・睡眠薬の服用 ・発熱	・環境の変化 ・不適当な照明 ・滑りやすい床 ・動線の変化 ・履物 ・段差 ・人的環境

転倒の要因は患者側の要因とそれを取り巻く物理的環境，人的環境や生活歴などの要因が複雑に絡み合っており，患者本人や家族の協力も大切！

図2 高齢者歩行の特徴

- 縦ゆれ小さくなる
- 横ゆれ大きくなる
- 股関節角度小さくなる
- 接地時足底角小さくなる
- 離地時足底角小さくなる
- 歩幅小さくなる
- 歩行速度：遅くなる
- 筋力低下，バランスの衰え

鳥羽研二監：転倒リスク評価．高齢者の転倒予防ガイドライン，p.18，メジカルビュー社，2012．より転載

転倒しやすい場面

まず，どのような場面で転倒しているか，具体的な例を挙げます．

①ベッドから立ち上がるとき
②ズボンなどを交換するとき
③トイレを使うとき
④車椅子から降りるとき

以上のように，転倒事故の多くはベッド周囲で起きています．

転倒防止のための介助や声かけ

では，これらの場面でどのような点に注意すればいいか，それぞれみていきましょう．

①ベッドから立ち上がるとき

発熱・貧血や，立ち上がったときに起きる立ちくらみ，睡眠薬を飲んだときのふらつきなどで，思わぬ転倒が起きています．立ち上がるときは必ずベッド柵につかまって立ち上がること，トイレへの移動時などはいつでもナースコールを押して看護師を呼んでくださいということを伝え，その場でナースコールの使い方を説明し，実際に押して使い方を知ってもらうとよいでしょう．

夜間トイレに移動する場合も，立ちくらみを防ぐために，すぐに歩き出さず，少しの間ベッドに座ってから立ち上がるようにと説明します．

②，③ズボンの交換やトイレを使うとき

パジャマのズボンをはき替えようとして片足を上げたときや，トイレでズボンや下着を上げ下げするときは，バランスを崩して転倒することがあります．そのようなときは，椅子に座った状態でズボンなどをはき替えたほうが安定した姿勢がとれます．

トイレの際は，「下着を上げる前にナースコールを押して看護師を呼んでください」というように，いつ呼んでもらいたいか具体的な場面を挙げて説明します．

④車椅子から降りるとき

車椅子から降りるときは，車椅子の足台に足がひっかかり転びそうになることがあります．また，ブレーキをかけずに車椅子から降りようとして，車椅子が動いて転んだり，尻もちをつくことがあります．

車椅子の正しい降り方について，「ブレーキをかける→足台を上げる」というように順序とやり方を具体的に説明しながら一緒に行うのがよいでしょう．

＊

その他，入院生活で転倒を防止するための注意点を図3に示します．

身体的・精神的・社会的側面を理解する

高齢者の転倒予防を考えるときに，身体的・精神的・社会的側面を理解しておくことが大切です（表1）．転倒予防は医療者だけでがんばるものではありません．入院という環境の変化に加え，高齢者は前述したようにさまざ

表1　高齢者の身体的・精神的・社会的側面

身体的	精神的	社会的
・複数の疾患を持っているほかに，活動量・運動量の減少により筋肉の組織も萎縮し，膝を伸ばす力が低下する ・手足の関節の動く範囲が狭くなるうえに，動きも鈍くなり，視力障害により周囲が見えにくくなる	・認知機能や我慢強い・遠慮深い・心配性・自立心が強いなどの性格	・今までの生活状況 　世帯状況：独居や高齢者世帯など 　就寝環境：ベッド，布団など ・当日の状況 　検査や手術をした日 　病室が替わった日など

まな転倒しやすい要因を持っています．そのため患者本人やご家族の方と一緒に転倒の危険性をチェックし，どこに，どのような危険があるのか知っていただき一緒に取り組んでいくことが大切です．それが，入院生活を安全に過ごしていただくことにもつながると思います．

（前田孝子）

図3　転倒予防の注意点

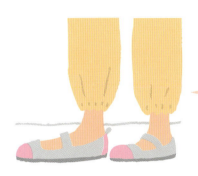

- 入院時はスリッパを準備する方が多いですが，滑りやすいため危険です．ふだん履きなれた履物を準備してもらいます．
- ズボンの裾が長いと，自分で踏んで転倒してしまう危険があります．裾にゴムが入っているものがよいでしょう．

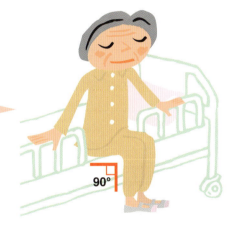

- ベッドの上に立つと，マットの軟らかさなどにより，不安定でバランスを崩すことがあります．ベッドの上には立たないように説明します．
- ベッドの高さは，座ったときに膝が90°くらいで，床に踵がしっかりつくぐらいが，ちょうど立ち上がりやすい高さです．ベッドの高さを患者の体格に合わせましょう．

下痢の患者がいると，周囲にも同様の下痢が発生しやすい

なぜ起こりやすい？
- 下痢の原因の1つに，クロストリジウム・ディフィシル感染症（CDI）があり，高齢者はそのハイリスク群であり，感染が広がる可能性が高いためです．

看護ができる予防と対応
- 原因が明らかでない下痢ではクロストリジウム・ディフィシルの感染を疑い，感染対策を日常的に行っていきます．

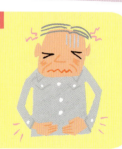

クロストリジウム・ディフィシル感染症とは

　高齢者が下痢を起こすのは，下剤の服用や経管栄養剤の注入，抗がん薬の投与などさまざまな原因があります．周囲の入院患者からも同様の下痢がみられるということは，クロストリジウム・ディフィシル感染症（CDI）による下痢の可能性があります[1]．

　クロストリジウム・ディフィシルとは，芽胞を形成する嫌気性グラム陽性桿菌であり，抗菌薬使用時などに腸内の常在細菌叢が減少し，下痢を起こす原因菌です．CDIの危険因子として，65歳以上の高齢者，易感染症患者，長期入院など[2]があります．

　嫌気性菌ですが，空気に触れても芽胞という形となり環境中に長期間生存可能で，5か月〜1年生存していたというデータ[3]があり，病院だけでなく高齢者施設においても集団発生したという報告があります．また，芽胞は，アルコール消毒が効かないという特徴があります．

どうみて，どう対応する？

　高齢者が下痢をした場合，下剤の服用や新たな経管栄養の開始など，明らかな下痢の原因がない場合，CDIも考慮する必要があります．上述したように，高齢者がハイリスク群であること，環境中に長期生存可能であること，アルコールが効かないこと[4]などにより，集団発生の原因になるため，早期の対応を行い，集団発生を予防する必要があります．

　一度集団発生を起こしてしまうと，下痢による感染予防策が必要な患者が増加し，業務負担が増加することに加え，環境を汚染し終息までに時間を要してしまうことがあり，病院経営にも大きな影響を及ぼします．そのため，高齢者の下痢がみられた場合，原因が明らかでない場合は，表1のような感染対策を日常的に行います．

高齢者の感染対策のポイント

　先に述べたように，原因が明らかではない下痢の場合は，結果を待たずに隔離を行います．そして，病室入り口に手袋とエプロン，感染性廃棄物用ゴミ箱を設置し，入室前に必ずエプロン・手袋の順（図1）で装着し，退室時

表1　患者の下痢があった際の対策のポイント（SIGHT）

S	(Suspect) 疑う	原因が明らかでない下痢の場合は，感染を疑う
I	(Isolate) 隔離	検査結果を待たずに隔離する
G	(Gloves & Aprons) 手袋とエプロン	患者と患者環境に接触する場合は，手袋とエプロンを装着する
H	(Hand washing) 手洗い	石けんと流水による手洗いを行う
T	(Test) 検査	すみやかに便の検査を行う

Public Health England：Clostridium difficile infection: How to deal with the problem．
http://www.hpa.org.uk/webc/hpawebfile/hpaweb_c/1232006607827
をもとに作成（2015年10月5日閲覧）

図1　防護用具の装着

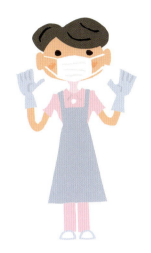

図2　排泄後や食事前の手洗い実施の確認

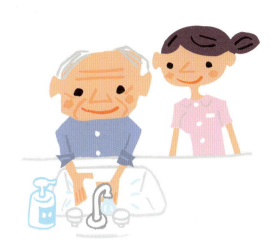

に手袋・エプロンの順で外し，どこにも触れないようにし，石けんと流水による手洗いを行います．

　また，職員だけではなく，患者の排泄後の手洗いも重要です．高齢者の場合，患者自身で手洗いをできない場合もあるため，排泄後や食事前の手洗い実施の確認を行います．できていない場合は，声掛けや手洗い誘導を行うなどの工夫(図2)を行います．また，ポータブルトイレ使用などで手洗い場へ行けない場合もあるため，ウェットティッシュの活用なども行って，患者の手指衛生も行っていきます．

（加納江利子）

引用・参考文献
1) Modena S, Bearelly D, Swartz K, Friedenberg FK : *Clostridium difficile* among hospitalized patients receiving antibiotics: a case-control study. Infect Control Hosp Epidemiol, 26(8):685-690, 2005.
2) Bartlett JG : Narrative review: the new epidemic of *Clostridium difficile*-associated enteric disease. Ann Intern Med, 145(10):758-764, 2006.
3) Wilcox MH, et al. : Comparison of the effect of detergent versus hypochlorite cleaning on environmental contamination and incidence of *Clostridium difficile* infection. J Hosp Infect, 54(2):109-114, 2003.
4) Public Health England : *Clostridium difficile* infection: How to deal with the problem. http://www.hpa.org.uk/webc/hpawebfile/hpaweb_c/1232006607827 (2015年10月5日閲覧)

CDI：*Clostridium difficile* infection，クロストリジウム・ディフィシル感染症

第2章・よく出合う問題と対応

ここに困っている！ >>> 高齢者特有の倫理問題がある

》安全のための身体抑制にジレンマを感じる

なぜ抑制が行われる？

- 抑制を外した結果，点滴などを抜かれる場合があります．治療を考えると，拘束状態を続けることになるためです．

看護ができる予防と対応

- どうしたら身体抑制を外せるかを常に考え，5分そばにいて話をしたり，ケアをするときに一時的に外すといった工夫で，抑制を外す時間を長くしていきます．

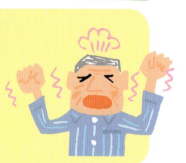

患者の安全のためということはわかっているけど

ここでは事例を挙げて考えてみましょう．

> 80歳のKさんは肺炎で入院してきました．意識は清明ですが認知力の低下がみられます．点滴の必要性と針の刺入部には触れないように説明すると「はい，わかりました」と答えてくれますが，じきに忘れて点滴の針を固定している絆創膏をはがしてしまいます．治療上点滴を続ける必要がありKさんとご家族の同意を得て上肢抑制をしました．治療を継続するためではありますがKさんは抑制のために落ち着きません．すこしでも早く抑制を取ってあげたいのですが，どうしたらよいのでしょうか．

病院でも精神科領域においては，入院患者の行動制限について法に定められていますが，一般病院には身体拘束の法的根拠となるものがなく，治療のためにと身体抑制をおこなうことがあります．身体抑制は患者の生命の危機と身体的損傷を防ぐために必要最小限に行うもので，患者の人権を尊重し，安全を優先させる場合にのみ実施するものです．

身体抑制を行う場合には，「切迫性」「非代償性」「一時的」（表1）という三原則以外での身体抑制は認められないことも理解しておく必要があります．

身体抑制による弊害

身体抑制を行うことで，関節の拘縮，筋力の低下といった身体機能の低下や圧迫による循環障害，皮膚の損傷や褥瘡の発生などの外的弊害，食欲の低下，心肺機能や感染症への抵抗力の低下などの内的弊害，あるいは抑制をすり抜けようとして頸部に抑制帯がひっかかり窒息状態になるなど偶発症の発生も起こりえます．

さらに患者に不安や怒り，屈辱，あきらめといった大きな精神的苦痛を与え，人間としての尊厳を侵す精神的弊害もあります．では，事例のような場合にはどのように対応したらよいでしょうか．

工夫することが大切

Kさんは肺炎の治療の必要があり入院しました．身体的な状態を考えると治療が優先され，切迫性があるといえます．

では非代償性はどうでしょうか．治療は持続点滴です．この点滴はいつまで続けるのか，24時間持続で行わないと行けないのか，実施時間を短縮できないか，あるいは内服治療に切り替えることはできるか．Kさんの病状や状態を医師に報告し相談します．治療が必要だから，医師の指示だから，ということではなく，治療の方法や医師の指示について，その患者にかかわっている職員が"どうしたら身体抑制を外せるのか"という視点で知恵や工夫を出し合い，検討することが大切です．

表1　身体抑制を行う場合の3つの条件

切迫性	患者本人または他者の，生命または身体が危険にさらされる可能性が著しく高いこと
非代償性	身体拘束そのほかの行動制限を行う以外に，代替する方法がないこと
一時的	身体拘束そのほかの行動制限が一時的なものであること

具体的なかかわり方

　身体抑制を一度にすべて外すのはむずかしくても，5分そばにいて話をしたり，ケアをするときに外してみます．1人の看護師がかかわれる時間は短くても，複数看護師がすこしずつかかわることで，外す時間を長くしていくこともできると思います．また患者の状態が許すのであれば，ベッド上で一日中過ごすのではなく，車椅子に乗りデイルームに行き，テレビを見たり，本を見ることで気持ちを点滴からそらすのも1つの方法です．

　針が留置されていることによる痛みや，固定部位の皮膚のかゆみや引きつれがないかの観察も重要です．高齢者の皮膚はとても弱いので，テープによる刺激でかゆみがあり，掻いているうちにルートを抜いてしまうこともあります．

　患者の病状や治療とともに，患者の様子や思いを医師や家族とも話し合い，その人にとって何がいちばんいいことなのかをみんなで考えていくことが大切だと思います．

　認知力の低下がみられる患者の場合，本人の思いを聞くということが少なくなりがちです．点滴を抜かれたときにも「必要性が理解できない」と決めつけず，「なぜ抜いたのか」と尋ねてみることも必要です．「痛かった」「かゆかった」「着替えようと思ったらひっかかった」など，理由を伝えてくれる場合もあります．

　「点滴を抜いてしまうから抜かれないように抑制をする」という見方から，「なぜ，抜いてしまうのか．この点滴は何のために行っているのか」を考えてみることが必要です（図2）．

（前田孝子）

図1　身体抑制による弊害

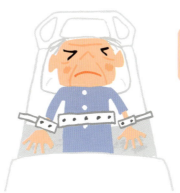

精神的弊害
- 不安や怒り
- 屈辱
- あきらめ
- 人間としての尊厳を侵す

身体的弊害
- 関節の拘縮
- 筋力の低下
- 循環障害
- 皮膚の損傷と褥瘡の発生
- 食欲の低下
- 心肺機能や感染症への抵抗力の低下　など

社会的弊害
- 病院，職員に対する不信感
- 職員が仕事に対して誇りが持てない　など

偶発的なこと
- 抑制をすり抜けようとして抑制帯に頸部がひっかかり窒息　など

図2　「なぜ抜いたのか？」を考えたり，聞いたりすることが大切

NG 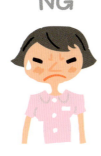　「抜かないで」って伝えたのに…

GOOD 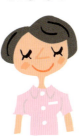　なぜ抜いたのだろう？

DNARの指示がある患者に対する治療方針にジレンマを感じる

なぜジレンマを感じる？
■患者の意思決定能力が低下し，DNAR指示についてコンセンサスが得られていないといったことが考えられます．

看護ができるかかわり
■患者・家族と話し合う機会をつくり，日常のかかわりから患者の価値観を理解していきます．

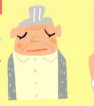

臨床現場で「何かおかしい」「何かもやもやする」と感じる場合には，倫理的な問題をはらんでいる場合が多いのではないでしょうか．医療者間や患者や家族と医療者のあいだで，それぞれの価値観の相反が生じている可能性があります．そのような場合は，現在の問題点を明確にし，不足した情報を収集し，今後の対応について検討することが必要だと考えます．

DNAR指示とは

原則的にDNAR指示は，患者の「心肺蘇生法をしない」という事前指示に沿って出されるものです．しかし，患者の意思決定能力が低下している場合，また高齢者の場合は意思決定能力があっても本人への意思確認が行われずに，家族の代理判断であることや医師個人で決定されること，DNAR指示の内容について医療者間でコンセンサスが得られていないことがあります．DNAR指示はCPRを行わないことを意味し，すべての延命処置を行わないことではありません．DNAR指示と同時に治療方針について，患者や家族とともに，医療者間においてもコンセンサスを得ることが必要です．

DNAR指示はACPを行った結果として得られるアウトカム

近年「エンド・オブ・ライフ・ケア」という言葉が聞かれるようになりました．エンド・オブ・ライフ・ケアとは「病や老いなどにより，人が人生を終える時期に必要とされるケア」のことです．緩和ケアとほぼ同義ですが，エンド・オブ・ライフ・ケアは「病」だけでなく「老い」も対象となることが特徴で，高齢者も対象に含まれます．

エンド・オブ・ライフ・ケアの対象者は，将来，意思決定能力が低下するときが来ます．最期まで自分自身の尊厳を守り，質の高い生活を送るためにも，あらかじめ医療チームと患者・家族が今後の治療・療養について話し合うことが重要です．このプロセスをアドバンス・ケア・プランニング（ACP）といいます．

DNARオーダーや，もうすこし広い内容を示すアドバンス・ディレクティブ（AD，事前指示）は，ACPを行った結果として得られるアウトカムとなります（図1）．

意思決定を支援することは看護師の重要な役割

診断時や治療内容が変更になる時期，急性期から回復した時期などタイミングを見つけ，患者・家族と話し合う機

図1 DNARとACP，AD

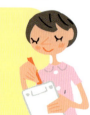

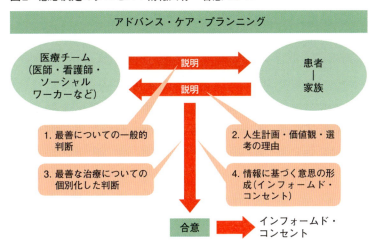

図2 意思決定のプロセス：情報共有―合意モデル

清水哲郎：看護倫理を考える視点．看護倫理実践事例46，第1版，p.25，日総研出版，2014．より引用

会をつくり，日常のかかわりから患者の価値観を理解し患者や家族の意思決定を支援することは看護師の重要な役割となります．また「何かおかしい」「もやもやする」と感じたときに，そのことをカンファレンスなど医療者間で話し合える機会をつくることができる職場環境も重要ではないでしょうか．

患者や家族の意思決定を支援するためには，図2のようなプロセスを繰り返すことが必要となります．厚生労働省では2015年度より，患者の意思を尊重した人生の最終段階における医療にかかる意思決定支援のため「人生の最終段階における医療体制整備支援事業」を開始しています．また日本救急医学会・日本集中治療医学会・日本循環器学会の3学会より「救急・集中治療における終末期医療に関するガイドライン」が提言するなど各学会から終末期外医療に関するガイドランの提言が公表されています．倫理的配慮が求められる場面が多い高齢者のケアでは，医療者個々が倫理的な感度を高めることが求められると思います．

（古井奈美）

引用・参考文献
1) 古井奈美：高齢者ケアの実践アプローチ―DNARの指示がある患者に対する治療方針にジレンマを感じる．月刊ナーシング，34(9)：38，2014
2) 清水哲郎：看護倫理を考える視点．看護倫理実践事例46，第1版，p.25，日総研出版，2014．
3) 箕岡真子：蘇生不要指示のゆくえ―医療者のためのDNARの倫理．ワールドプランニング，2012．
4) 後藤友美：患者の意思を尊重した「人生の最終段階における医療体制整備事業」．
5) 後藤友美：患者の意志を尊重した「人生の最終段階における医療体制整備事業」．看護管理，25(1)：19-24，2015．

DNAR：do not attempt resuscitation，心肺蘇生法を行わないこと　　CPR：cardio-pulmonary resuscitation，心肺蘇生法
ACP：advance care planning，アドバンス・ケア・プランニング　　AD：advance directive，事前指示

≫ 退院支援がなかなかうまくいかない

なぜむずかしい？

■ 入院を機会にADLや認知機能の低下が多くみられ，退院支援を行う際により細やかで具体的な退院支援・調整が求められるからです．

もっと"いい"方法はこれ！

■ 入院前のADLや認知機能の情報収集をして，低下した部分を明らかにします．患者・家族だけでなく，ケアマネジャーからも情報収集を行い，入院前の状況を確認していきます．

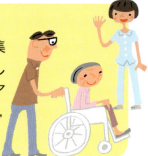

療養環境と患者の状態のギャップを埋めることが効果的

近年2025年問題や地域包括ケアシステム導入など，病院での療養から在宅での療養に場所を変更していくことが課題となります．入院したときと同じ状態で退院できればすべての患者は自宅退院を選択するでしょう．しかし高齢者は，入院を機会にADLや認知機能の低下が多くみられ，入院前の状態でスムーズに退院することがむずかしくなってしまいます．そのため看護師は，入院早期から退院の支援を行っていく必要があります．

看護師が退院支援に介入する目的は，患者の状態をアセスメントして退院後のイメージを具体的に患者や家族に説明することだと思います．具体的なイメージを伝え，どこで療養していくのか決めていく選択肢を提示していき，退院後の療養生活をどうしていきたいのか意思決定の支援をしていくことです．入院早期から退院支援を行うことで，療養環境に合わせた退院調整が早期から介入することができるようになります．

療養環境に合わせた退院指導を行うために，看護師は患者・家族から療養環境がどのような環境なのか情報収集する必要があります．具体的には，ベッドがあるのか？トイレやお風呂までの距離，段差の有無などです．それ以外にも，ケアマネジャーや訪問看護師など地域の職員からも情報収集をしていきましょう．患者・家族の生活状況を確認することで，療養生活に合わせた退院指導になると思いま

す．可能であれば，退院前にご自宅を訪問して環境を直接確認することもよいと思います．療養環境と患者の状態を照らし合わせてギャップを埋めていくように退院調整を行うとより効果的になると思います．

退院前合同カンファレンスは患者・家族の安心につながる

退院前に，入院中に指導したことを退院後も継続してもらうために，ケアマネジャーや訪問看護師と連携を図っていきましょう．退院前合同カンファレンスを開くことで，病院と地域が一体となって療養生活を支えていけるようになると思います．また合同カンファレンスを行うことで，患者・家族の安心につながると思います．

入院前の状況と入院後の状態のギャップをアセスメントしよう

ADLの低下により自宅退院に戸惑いがある患者を例にして，介入の方法を考えていきたいと思います．

> 患者は自宅への退院を希望しているが，同居している家族はADLの低下を理由に自宅退院は困難と考えている．

このようなケースはよくあると思います．このときに障害となっているのは，ADLの低下です．初めに入院前の生活状況を確認して，ADLが低下している部分を具体的にし

ていくことが大切です．

具体的には，「療養している場所はどこか」「トイレまでの距離は」「どうやって行っていたのか」「介護保険のサービスは利用していたのか」など入院前の状況を確認し，それをもとに入院前の状況と入院後の状態のギャップをアセスメントします．

また入院早期に自宅退院の希望を確認できていたら，主治医と相談し早期からADL低下の予防を図っていくことが患者と家族の希望に沿った退院支援になるでしょう．たとえば，トイレに行きたいのであれば歩けるのか，立てるのかなど，その状況によって違いますが，「手引き歩行で行くのか」「車椅子に移って移動するのか」「ポータブルトイレを使うのか」などを考えていく必要があります．

さらに具体的に社会資源を活用していくことで補えるのか提示をしていきます．ここでも患者の希望と家族の不安のギャップを埋めていくことがポイントとなります．すこしでも患者の状態に合わせた社会資源を導入していくために，ケアマネジャーとの情報交換を行っていきましょう．患者の自宅環境と今のADLに合わせた社会資源を導入することは家族の不安軽減にもつながっていくと思います．

患者にとって退院がゴールではない

退院前に合同カンファレンスを実施しましょう．患者にとって退院がゴールではありません．退院後も療養生活が続くので，退院後の生活を支える地域の方と入院中の状況や指導内容，継続して看護してもらいたい内容を話し合いましょう．病院と地域がつながっていること，退院後も継続してフォローされていることを患者・家族に知ってもらい不安を軽減して療養してもらうようにしましょう．

在宅療養を行う患者・家族は不安が多くあると思います．その不安を具体化して，地域と連携を図り具体的な退院支援・退院調整を行っていくことが重要です．

（覚知　現）

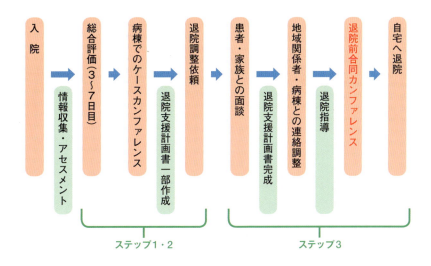

図1　筆者施設における相談室介入ケースの退院調整の流れ（自宅退院の場合）

さくいん

欧文・数字

1次性脳障害 87
2次性脳障害 87
5つのD 55
ABCD²スコア 25
ACE阻害薬 33
ACP 112
AD 60・112
ADLの維持 18
BADL 18
basic ADL 18
behavioral and psychological symptoms of dementia 44
BPSD 44・60
CDI 108
CGA 17
Chronic Obstructive Pulmonary Disease 66・71
CKD 34
comprehensive geriatric assessment 17
COPD 66・71
CRT-D 33
DLB 60
DNAR 112
eGFR 43
eGFRcre 43
eGFRcys 43
FABP 36
Face Scale 80
Frailty 7
FS 80
FTLD 60
GCS 29
GDS 18
HbA1c 42
HDS-R 18
HFpEF 33
HFrEF 33
HHS 41
home oxygen therapy 72
HOT 72
IADL 18
ICD 33
instrumental ADL 18
JCS 29
MCI 6
mini-mental state examination 44
MMSE 18・44
MMT 29
NCCN 16
Nonverbal Rating Scale 80
NRS 80
PAD 52
PAINAD 80
Performance Status 17
Peripheral Arterial Disease 52
pMDI製剤 70
PS 17
ROM 30
SIGHT 108
SMBG 43
SU薬 43
TAVI治療 37
TIA 23
──の急性期治療 25
Transcatheter Aortic Valve Implantation 37
transient ischemic attack 23
VD 60
worsening renal function 35
WRF 35
β遮断薬 33

あ

アイコンタクト 96
亜昏迷状態 61
アスピリン 26
アドバンス・ケア・プランニング 112
アドバンス・ディレクティブ 112
アドヒアランス 61
アパシー 93
アルコール依存症／乱用 57
アルツハイマー型認知症 60・93
胃がん 14
息苦しさ 88
意識障害へのケア 29
意識レベル低下 87
意思決定のプロセス 113
意思決定支援 20
痛みの増悪因子と緩和因子 81
一過性神経症状 24

一過性脳虚血発作……………23
医療資源……………………… 9
陰性感情……………………95
インフルエンザワクチン………68
うつ病………………… 55・94
　──の患者のケア…………61
運動機能障害………………14
運動麻痺のケア……………29
エンド・オブ・ライフ・ケア…112

か

仮性認知症……………55・93
環境調整……………………96
間質性肺炎…………………71
関節可動域訓練……………30
冠動脈血行再建術…………37
がんの標準的治療…………17
記憶障害……………………60
起坐呼吸……………………76
規範的環境…………………99
気分障害の患者のケア…………61
基本的ADL　　　　18・46
吸入コンプライアンス…………70
吸入補助具…………………70
吸入薬………………………70
虚血性心疾患………………35
筋肉減少症…………………40
空腹時血糖…………………42
口すぼめ呼吸………………88
くも膜下出血………………27
グラスゴー・コーマ・スケール…29

クロストリジウム・
ディフィシル感染症………… 108
クロピドグレル ……………26
経カテーテル大動脈弁形成術…38
軽度認知障害………………… 6
血糖コントロール目標…………46
血糖自己測定………………43
嫌気性グラム陽性桿菌……… 108
健康寿命……………………… 6
幻視…………………………62
幻聴…………………………62
健忘…………………………92
降圧療法……………………25
抗アルドステロン薬…………33
口渇感………………………42
高感度トロポニンI …………36
口腔内保清…………………68
高血圧………………………25
抗血栓治療…………………36
高血糖………………………41
　──高浸透圧症候群………41
抗コリン薬…………………69
拘束…………………………95
抗ヒスタミン薬……………69
高分化型がん………………14
硬膜…………………………77
高齢がん患者への
対応ガイドライン……………16
高齢者心不全の特徴…………33
高齢者の低血糖症状…………42
　──の問題…………………20
高齢者歩行の特徴………… 105

誤嚥性肺炎………… 71・79
呼吸困難感…………………88
呼吸不全の定義……………89
誇大妄想……………………56
骨粗鬆症………… 66・82
　──の予防…………………83
昏迷状態……………………61

さ

在院日数の短縮……………… 9
罪業妄想……………………61
在宅ケアの推進……………… 9
在宅酸素療法………………72
サルコペニア………………40
事前指示…………………… 112
自宅退院…………………… 114
シックデイ…………………51
　──指導……………………51
　──時の対応に関する
患者指導用資料……………53
社会的環境…………………99
ジャパン・コーマ・スケール…29
周術期管理…………………18
重症低血糖…………………42
　──の危険因子……………43
周辺症状……………………60
終末期せん妄………………22
絨毛運動……………………79
手段的ADL　　　　18・46
小細胞がん…………………15
上室頻拍……………………36
情報共有―合意モデル………113

上腕骨近位端骨折	83	
食後の高血糖	42	
食物線維	42	
ジレンマ	95・112	
シロスタゾール	26	
心気障害	56	
腎機能障害	34	
進行がん	14	
人生の最終段階における医療体制整備支援事業	113	
身体拘束	95・97	
身体表現性障害	56	
身体抑制による弊害	111	
心不全	33	
── の増悪	76	
心房細動	36	
心房粗動	36	
推算糸球体濾過量	43	
水分摂取量	84	
睡眠呼吸障害	65	
睡眠時無呼吸症候群	71	
睡眠障害	66	
睡眠薬	69	
スキン-テア	103	
スキンケア	103	
スペーサー	70	
セラミド	103	
腺がん	15	
前頭側頭葉変性症	60	
せん妄	55・92	
── の早期発見	22	
前立腺がん	14	

た

早期がん	14	
総合感冒薬	69	
掻破予防	103	
瘙痒感	103	
退院支援	114	
── 計画書	115	
退院指導	114	
退院前合同カンファレンス	114	
体温調節機能	84	
大腿骨頸部骨折	83	
大腸がん	15	
大動脈弁狭窄症	37	
体内水分量	84	
大脳辺縁系	96	
多職種連携	21	
脱水	84	
タッチング	96	
多発がん	14	
短時間作用型 β_2 刺激薬	69	
断続性副雑音	89	
地域完結型医療	7	
地域包括ケアシステム	7	
── 構築	9	
── の姿	9	
チオトロピウム	69	
チクロピジン	26	
中核症状	60	
重複がん	14	
椎体圧迫骨折	66	
低栄養	14	

低活動型せん妄	93	
低血糖教育	43	
低血糖症状	86	
── の患者指導用資料	52	
低分化型がん	14	
定量噴霧吸入薬	70	
電気痙攣療法	61	
転倒	105	
── 防止	106	
天然保湿因子	103	
橈骨遠位端骨折	83	
糖新生	42	
疼痛レベル	80	
糖尿病	40	
── 教育	86	
動脈硬化	43	
徒手筋力テスト	29	
ドライスキン	103	

な

難聴	99	
ニーチャムの混乱・錯乱状態スケール	22	
日内変動	61	
認知機能低下	14	
認知症	55・99	
── ケアメソッド	63・96	
── 随伴心理行動異常	44	
── の原因疾患	56	
熱中症	84	
年齢階級別がん罹患率	13	
脳血管障害の予防	25	

脳血管性認知症……………60
脳梗塞の再発予防…………26
脳出血の予防………………26
脳卒中………………………23
　──治療ガイドライン………24

は

肺炎…………………………79
肺炎球菌……………………79
　──ワクチン………………68
肺がん………………………15
排尿…………………………101
排尿日誌……………………101
廃用症候群………………19・61
長谷川式簡易知能評価スケール
改訂版………………………18
反復性うつ病………………61
被愛妄想……………………56
非言語的コミュニケーション…99
皮脂膜………………………103
非典型的な低血糖症状……51
皮膚の乾燥…………………103
皮膚裂傷……………………103
非弁膜症性心房細動………36
ピロリ菌感染………………15
頻尿…………………………101
頻拍性不整脈………………36
不穏…………………………95
副雑音………………………89
不顕性誤嚥………………18・64
不整脈………………………36
フットケア指導……………52

物理的環境…………………99
フレイル…………7・37・46
　──の概念図………………7
分化型がん…………………14
米国総合がんセンター
ネットワーク………………16
閉塞性無呼吸………………66
ペインスケール……………80
ヘモグロビンエーワンシー……42
扁平上皮がん………………15
膀胱訓練……………………101
膀胱容量……………………101
保湿剤………………………104

ま

末梢動脈疾患………………52
円背…………………………66
慢性萎縮性胃炎……………15
慢性硬膜下血腫……………77
　──のメカニズム…………77
慢性閉塞性肺疾患………66・71
右側結腸がん………………15
ミニメンタルステート
エクザミネーション………44
ミニメンタルテスト………18
未破裂脳動脈瘤……………27
　──の対応…………………28
　──の治療…………………28
無呼吸………………………66
無症候性脳梗塞……………27
無痛性心筋梗塞……………35
妄想性障害…………………56

　──の患者のケア…………62

や

夜間頻尿……………………101
薬剤性精神障害……………56
薬物相互作用………………43
ユマニチュード®………63・96
腰椎圧迫骨折………………83
抑制…………………………110

ら

ラテントがん………………14
利尿薬………………………69
隆起型がん…………………14
レビー小体型認知症………60
連続性副雑音………………89
老年医学的総合機能評価………17
老年期うつ病………………93
老年者うつスケール………18
老年症候群………………14・44

ナースの困ったに答える 高齢者の看護ケア
よくみる疾患 よく出合う問題

| 2016年8月31日 | 初版 第1刷発行 |
| 2019年5月17日 | 初版 第2刷発行 |

監　　修	東京都健康長寿医療センター 看護部
発 行 人	影山　博之
編 集 人	向井　直人
発 行 所	株式会社 学研メディカル秀潤社 〒141-8414　東京都品川区西五反田2-11-8
発 売 元	株式会社 学研プラス 〒141-8415　東京都品川区西五反田2-11-8
印刷製本	共同印刷株式会社

この本に関する各種お問い合わせ先
【電話の場合】
●編集内容については Tel 03-6431-1237（編集部）
●在庫については Tel 03-6431-1234（営業部）
●不良品（落丁，乱丁）については Tel 0570-000577
学研業務センター
〒354-0045　埼玉県入間郡三芳町上富 279-1
●上記以外のお問い合わせは Tel 03-6431-1002（学研お客様センター）
【文書の場合】
●〒141-8418　東京都品川区西五反田2-11-8
　　　　　　　学研お客様センター『ナースの困ったに答える　高齢者の看護ケア　よくみる疾患　よく出合う問題』係

©Gakken 2016　Printed in Japan
●ショメイ：ナースノコマッタニコタエル　コウレイシャノカンゴケア　ヨクミル
シッカン ヨクデアウモンダイ
本書の無断転載，複製，頒布，公衆送信，翻訳，翻案等を禁じます．
本書を代行業者等の第三者に依頼してスキャンやデジタル化することは，たとえ個人や家庭内の利用であっても，著作権法上，認められておりません．
本書に掲載する著作物の複製権・翻訳権・譲渡権・公衆送信権（送信可能化権を含む）は株式会社学研メディカル秀潤社が管理します．

JCOPY〈出版者著作権管理機構委託出版物〉
本書の無断複写は著作権法上での例外を除き禁じられています．複写される場合は，そのつど事前に，出版者著作権管理機構（電話 03-5244-5088，FAX 03-5244-5089，e-mail：info@jcopy.or.jp）の許可を得てください．

本書に記載されている内容は，出版時の最新情報に基づくとともに，臨床例をもとに正確かつ普遍化すべく，著者，編者，監修者，編集委員ならびに出版社それぞれが最善の努力をしております．しかし，本書の記載内容によりトラブルや損害，不測の事故等が生じた場合，著者，編者，監修者，編集委員ならびに出版社は，その責を負いかねます．
また，本書に記載されている医薬品や機器等の使用にあたっては，常に最新の各々の添付文書や取り扱い説明書を参照のうえ，適応や使用方法等をご確認ください．
株式会社 学研メディカル秀潤社